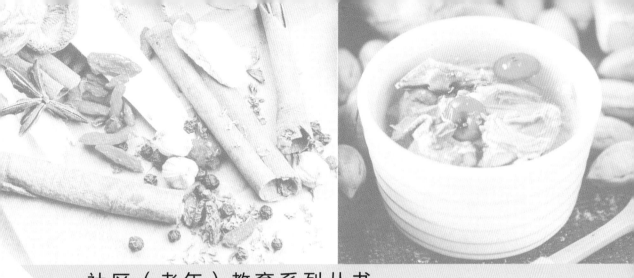

社区（老年）教育系列丛书

老年人舌尖上的食药健康

主 编　王文生　王 琳

郑州大学出版社

图书在版编目(CIP)数据

老年人舌尖上的食药健康 / 王文生,王琳主编.—郑州:
郑州大学出版社,2023.6
(社区(老年)教育系列丛书)
ISBN 978-7-5645-9653-8

Ⅰ.①老… Ⅱ.①王… ②王… Ⅲ.①膳食营养-中
老年读物 ②用药法-中老年读物 Ⅳ.①R151.4-49
②R452-49

中国国家版本馆 CIP 数据核字(2023)第 059931 号

老年人舌尖上的食药健康

LAONIANREN SHEJIANSHANG DE SHIYAO JIANKANG

选题策划	孙保营 宋妍妍		封面设计	王 微
责任编辑	王卫疆		版式设计	陈 青
责任校对	张锦森		责任监制	李瑞卿

出版发行	郑州大学出版社		地 址	郑州市大学路 40 号(450052)
出 版 人	孙保营		网 址	http://www.zzup.cn
经 销	全国新华书店		发行电话	0371-66966070
印 制	河南美图印刷有限公司			
开 本	787 mm×1 092 mm 1/16			
印 张	18		字 数	201 千字
版 次	2023 年 6 月第 1 版		印 次	2023 年 6 月第 1 次印刷

书 号	ISBN 978-7-5645-9653-8		定 价	89.00 元

本书如有印装质量问题,请与本社联系调换

社区(老年)教育系列丛书

编写委员会

主　任　赵继红　孙　斌

副主任　杨松璋　秦剑臣

委　员　王　凯　成光琳　周小川

　　　　江月剑　梁　才　张海定

《老年人舌尖上的食药健康》
作者名单

主　编　王文生　王　琳

副主编　王梦露

编　委　张淑艳　申　洁　苏　月

　　　　张艳清　李淑芳

前　言

老龄化问题已经成为关系国计民生和国家长治久安的重大问题。让老年人能够安享幸福晚年,建立积极、健康、科学、文明的生活方式,不仅是每位老年人的强烈愿望,更是每个子女、家庭以及整个社会的责任和义务。我们根据老年人实际需求,以"健康中国2030"规划纲要为宗旨,结合老年人特点,策划了《老年人舌尖上的食药健康》一书。

全书共三篇七章,包括第一篇总论,第二篇"食"必健康,第三篇"药"你健康。内容从膳食营养和用药安全两方面入手,深入浅出地诠释食品、药品与健康的关系,通俗易懂地介绍科学原理,促进老年人合理健康饮食,日常安全用药,避开常见误区,学以致用,让老年人成为自身健康的第一责任人。

本书的编写团队由鹤壁职业技术学院从事老年护理教学的专业教师、鹤壁社区大学从事老年教育的教师及医院的临床护理人员组成,具体分工如下:本书第一章、第二章、第三章由鹤壁职业技术学院王文生编写,第四章第一节、第二节由鹤壁职业技术学院张淑艳编写,第四章第三节由鹤壁市中医院李淑芳编写,第五章第一节、第二节、第三节以及第六章由鹤壁职业技术学院王琳编写，第五章第四节、第五节由鹤壁职业技术学院申洁编写，第五章第六节由鹤壁市人民医院张艳清编写，第五章第七节由鹤壁职业技术学院苏月编写，第七章由鹤壁职业技术学院王梦露编写；全书由王文生、王琳统稿。团队利用专业优势建构适合老年人的图书，符合社会所需，为老年群体、老年照护者、养老服务从业人员、家庭照护者、社会人士等提供老年营养与健康、合理膳食、用药指导等知识，帮助老年人打造健康的生活方式，提高老年人生活质量，促进老年群体健康水平，满足健康老龄化社会的发展需要。本书在编写过程中，得到了鹤壁社区大学、鹤壁市禧仁养老及鹤壁市人民医院等单位专家的大力支持，在此深表感谢。

考虑到老年人的自身特点及阅读习惯，本书采用以图配文的形式，结合实际案例，使老年人在轻松的阅读中增长有益的健康知识与科普知识，有效避开生活中常见的饮食误区和用药误区，为满足老年群体的健康生活需要奠定必要的知识和能力基础，从而提高老年人生活质量，为健康中国助力。

编　者

2023 年 2 月

目　录

第一篇

总　论

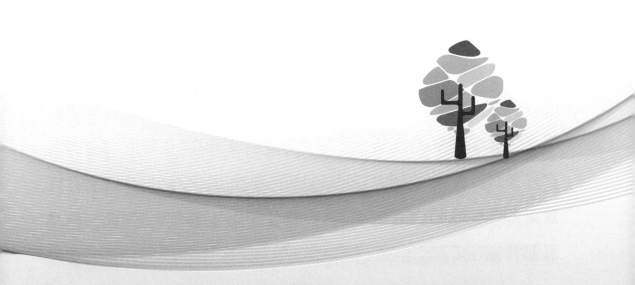

第一章
老年人健康概述

第一节　人口老龄化现状

伴随着现代化进程与社会进步,人口老龄化这个名词越来越多地被提及。人口老龄化是指人口生育率降低和人均寿命延长造成总人口中因年轻人口数量减少、年长人口数量增加而导致的老年人口比例相应增长的动态。倘若一个国家或地区60岁以上人口占比超过10%,或65岁以上人口占比超过7%,即进入老龄化社会。若65岁以上人口比例高于14%则被称为"深度老龄社会"。

目前,世界上老年人口最多的国家是中国,人口老龄化是我国面临的一个重要国情。1999年年底,我国60岁以上老年人口的比例首次超过10%,正式进入老龄化社会。据2021年第七次全国人口普查数据显示,全国人口共141178万人,其中60岁及以上人口为26402万人,占18.70%(其中,65岁及以上人口为19064万人,占13.50%)。

一、我国人口老龄化现状分析

根据国家统计局第七次人口普查数据显示，与2010年相比，我国60岁以上老年人口数量增加了8637万人，65岁以上老年人口数量增加了7181万人，人口老龄化趋势十分明显。《中国人口老龄化发展趋势预测研究报告》表明，中国在未来很长一段时间，将长期处于老龄化社会，老龄化人口在未来30年内数量会不断上升，并且达到峰值，我国未来仍将承受巨大的人口老龄化带来的压力。

二、我国人口老龄化特点

（1）我国人口老龄化呈现规模巨大、数量发展迅速、负担超重的特点。我国是世界第一人口大国，也是第一老年人口大国。预计到2025年，我国老年人口将达到3亿，2033年突破4亿，2053年达到峰值4.87亿，比美、英、德三个国家的人口总和还要多。根据联合国预测，2000—2050年，全球人口老龄化水平将从10%提升到22%，上升12个百分点，同期我国人口老龄化水平将提高24个百分点，是世界平均速度的2倍。随着老龄化、高龄化深入发展，我国人口总抚养比将从目前的50%左右，提高到2053年的103%，届时将出现1.5个劳动年龄人口抚养1个老年人的局面。

（2）我国人口老龄化属于典型的未富先老、未备先老。从经济发展水平看，我国的老龄化水平超前于经济发展。发达国家一般是在人均 GDP 达到 5000 美元甚至 10000 美元以上时进入老龄社会的,而我国进入老龄社会时人均 GDP 不足 1000 美元,人口老龄化进程明显超前于经济社会发展水平。目前,我国应对老龄化挑战的经济基础还比较薄弱,全社会老龄化意识还不强,社会保障制度和养老服务体系还不完善,相对薄弱的经济实力和物质基础与人口老龄化叠加,将对未来社会经济发展产生深远影响。

三、以积极的态度和行动应对人口老龄化

对于我国人口老龄化的严峻形势,要有深刻认识和充分估计,真正从思想上重视,以更加积极的态度和行动应对老龄化。

(1)以全面、客观、系统的观点看待。人口老龄化是人口转变的客观必然,是不以人的意志为转移的。欧洲一些国家早在二战结束时就已进入老龄社会,日本于 20 世纪 70 年代进入老龄社会,发展中国家人口老龄化的趋势也不可避免。面对人口老龄化,我们既要看到人口老龄化带来的挑战和风险,也要看到机遇和有利条件。人口老龄化虽然伴随劳动力供给减少,但有利于减轻就业压力,也能倒逼产业转型升级。老龄化社会还将带来服务型消费全面快速增长,"银发经济"蕴藏着巨大的产业发展空间,给健康产业带来极大的发展机遇。把握好这个产业发展机会,将直接撬动中国未来经济发展动力。人口老龄化问题并不简单等同于老年人问题,人口老龄化问题涵盖全社会、全人群及人的全生命周期,也与生育、就业、社会保障政策和经济增长等密切相关,是一个影响

全局的重大战略问题。因此,未来 50 年甚至更长时间,我们需从战略和全局高度积极应对人口老龄化,努力将人口老龄化的挑战降到最小,化挑战为机遇、变压力为动力,成功实现经济社会的长期繁荣发展与亿万老年人群体福祉改善的双赢局面。

(2)坚持走健康老龄化的路子。健康老龄化是应对人口老龄化的关键,健康是每个老年人自主生活和参与社会的前提和基础。人的平均预期寿命反映的只是生命的长度,而不代表生命的质量。长寿而不健康,才是老龄社会真正需要关注的重大问题。积极应对人口老龄化,要坚持走健康老龄化的路子,尽可能使老年人在身体、心理、生活能力上都保持健康状态,延长健康预期寿命,提高老年人的生活生命质量。优化医疗卫生服务体系,重视慢病防治和健康管理,加快实现从"以疾病治疗为中心"向"以健康维护为中心"转变,切实扭转"重治疗、轻预防、轻健康管理"的倾向。

(3)重视老年教育。老年教育是在人类社会进入老龄化社会初期诞生、发展起来的新型教育形态,且自诞生之日起就作为终身教育体系的重要一环,在不断发展中彰显其对于终身教育体系建设的示范作用,积极表达了一种"活到老学到老"的终身教育思想理念。老年教育是提高老年人生命质量,实现老年人个人追求,满足老年人精神文化需求的重要途径。

第二节 健康新概念

健康是人类永恒的话题。随着健康中国战略的落地，人们健康观念和意识的不断提升，"健康"已成为当今使用频率最高的词语之一，追求健康也成了现代生活方式的新风尚。对个人而言，健康的好坏不仅影响生命长短，而且影响其在生命的全过程中对社会的贡献大小。人类的健康状况或国民的健康状况将直接影响人类、国家和民族的繁荣与昌盛。随着社会和经济的不断发展，健康的概念也几度更新。在竞争日益激化的今天，人们更加需要正确理解健康概念的内涵。

一、健康概念的历史演进

健康是一个发展着的概念，不同时期，人们所处的时代、环境和条件不同，对健康的理解也不尽相同。

远古时期，生产力极其低下，人们对自然界还处于感性认识阶段，把人类的健康与并不存在的鬼神联系在一起，形成了唯心而不科学的健康观。随着生产力的迅速提高，医学、药学及相关学科的不断发展，人们视无疾病为健康标准，形成了健康就是能正常工作或没有疾病的机械唯物论的健康观。进入 20 世纪以来，医学科学得到空前发展，各种生理和病理现象、许多疾病及其成因相继被发现和阐明，人们对健康的认识有了很大提高。美国的鲍尔提出了

"健康是人的身体、心理和精神方面的自我感觉良好,精力充沛的一种状态"。20世纪中期,世界卫生组织(WHO)提出"健康不仅是没有疾病或者不虚弱,而且是身体的、心理的和社会的完美状态",这是健康概念由过去单一的生理健康(一维)发展到生理、心理健康(二维),又发展到生理、心理、社会良好(三维)的转变。1989年,世界卫生组织进一步定义了四维健康新概念,即"一个人在身体健康、心理健康、社会适应健康和道德健康四个方面皆健全"。

四维健康新概念是WHO对全球21世纪医学发展动向的展望和概括,要求当前的生物医学模式必须向生物—心理—社会新模式改革发展,要求医疗模式由单纯的治疗疾病向预防、保健、养生、治疗、康复相结合的模式转变。要求药物治疗与非药物、无药物治疗相结合,与环境自然和谐发展,与科学和社会协调协同可持续系统化发展。四维健康新概念同时也为体育科学在健康事业中发挥巨大作用提供了空间,指明了方向。

二、健康新概念的内涵

继1989年提出健康新概念后,WHO还提出了"健康"应具备的标准:①有足够充沛的精力,能从容不迫地应付日常生活和工作的压力,而不感到过分紧张;②处世乐观,态度积极,乐于承担责任,不挑剔事物的巨细;③善于休息,睡眠良好;④应变力强,能适应环境的变化;⑤能抵抗一般性感冒和传染病;⑥体重得当,身材匀称,站立时头、肩、臀位置协调;⑦眼睛明亮,反应敏锐,眼睑不发炎;⑧牙齿清洁,无空洞,无痛感,齿龈颜色正常,无出血现象;⑨头发有光泽,无头屑;⑩肌肉、皮肤富有弹性,走路轻松。

健康不仅仅是指没有疾病或身体不虚弱的状态,而且还包含心理、社会适应能力和道德的全面的状态。影响健康的因素很多,但主要因素有以下几个方面(图1-1):①环境,包括由于微生物和寄生虫这些病原生物作用下致病的生物因素;人们生活和工作环境中接触到的各种物理条件,如气温、湿度、气压、噪声、振动、辐射等超过限度时影响人体健康的物理因素;天然或合成的化学物质导致中毒的化学因素;社会、经济、文化等因素。②生活方式,包括饮食、风俗习惯、不良嗜好、交通事故、体育锻炼、精神紧张等。③卫生医疗条件,指社会卫生医疗设施和制度的完善状况。④遗传因素。⑤教育程度和道德修养水平。

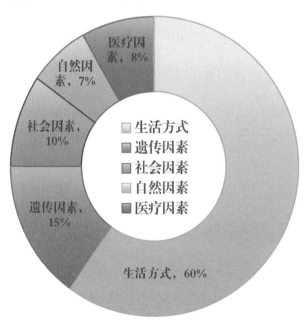

图1-1 影响人类健康的因素

WHO 对健康概念的描述是广义的、积极的、颇具影响的。该定义的重要性在于从理论方面对健康认识的深化和健康工作的指导。但客观地说,它只能是理想中的目标,同现实生活有着较大距离。人们所需要的是具体的、明确的目标,是可以通过个人、群体和社会的共同努力,在一定时间和条件下能实现和达到的健康程度。

从健康到疾病的发生是存在一个过程的,即健康—亚健康—高危—出现临床症状—预后(图 1-2)。事实上,人群中健康者占 5%,疾病者占 20%,剩下的 75% 的人群都属于亚健康状态。

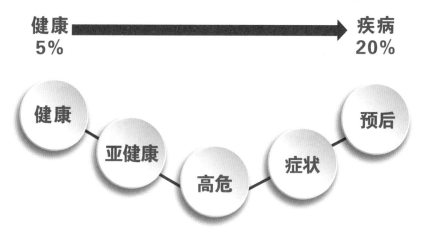

图 1-2　健康到疾病的过程

经全国调查结果表明,亚健康人群约占我国总人口的 60%,其中主要以中年群体居多,占 50% 左右。老年人由于生理功能衰退,心理和社会关系发生了明显变化,更是亚健康状态易发人群。如果身体长期处于亚健康状态却忽视调理,就可能导致疾病的发生和恶化。亚健康状态主要表现为"四多"和"四低",即疲劳症状多、器官功能紊乱多、高负荷(精神负担、体力透支)的多、高体重(超重、肥胖)的多;免疫功能低、工作效率低、适应(环境、社会、角色)能力低、对事件承受能力低(图1-3)。走出亚健康状态的关键在于借助健康促进和健康教育等手段让老年人对自身进行有效的健康管理。

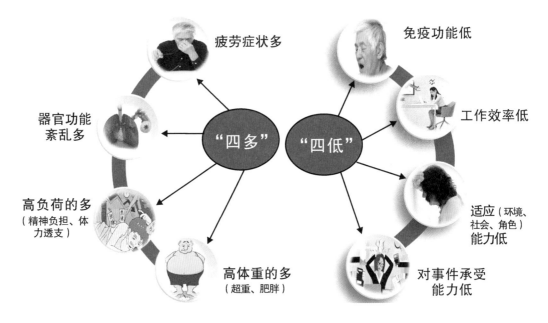

疲劳症状多

免疫功能低

器官功能紊乱多

"四多" "四低"

工作效率低

高负荷的多
(精神负担、体力透支)

适应(环境、社会、角色)能力低

高体重的多
(超重、肥胖)

对事件承受能力低

图1-3 亚健康状态的表现

寻求健康是一种普遍的社会现象,享有健康是平等的社会目标,这就要求每个人不仅要珍惜和不断促进自身的健康,还要对他人群体乃至全社会的健康承担义务。树立"人人有健康,健康为人人"的整体意识,提高全民族的健康水平,是全社会的共同责任。

第三节 老年人的生理代谢特点

衰老是生命不可抗拒的自然规律,老年人器官功能出现不同程度的衰退,如消化吸收能力下降、心脑功能衰退、视觉和听觉及味觉等感官反应迟钝等,这些变化会影响老年人摄取、消化、吸收食物的能力,使老年人容易出现营养不良、贫血、骨质疏松、体重异常和肌肉衰减等问题。老年人应掌握自身的生理代谢特点,采取有效措施,延缓衰老速度,提升健康水平,改善生活质量。

老年人具有以下生理代谢特点(图1-4):

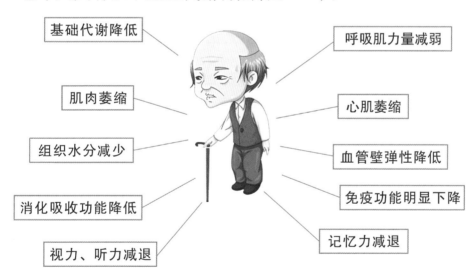

图 1-4 老年人的生理代谢特点

一、基础代谢降低

老年人体内的去脂组织或代谢活性组织减少,脂肪组织增加,使得老年人的基础代谢降低。与中年人相比,老年人的基础代谢降低了 15%~20%,而且合成代谢降低,分解代谢增高,合成与分解代谢失去平衡,引起细胞功能下降。

二、机体成分改变

老年人随着体内脂肪组织的不断增加,肌肉组织的重量减少,进而出现肌肉萎缩;体内水分减少,组织中水分减少主要使皮肤起皱,细胞内液减少,影响体温的调节;骨组织矿物质减少,尤其是钙减少,则出现骨密度降低,易发生不同程度的骨质疏松症及骨折。

三、器官功能改变

(1)消化功能的改变。老年人由于牙齿脱落、消化液分泌减少、胃肠蠕动功能下降,易发生咀嚼困难,消化不充分,加之肠道蠕动功能差,故老年人易发生便秘。此外,老年人肝脏体积缩小、血流减少、合成蛋白质的能力下降、胆汁分泌减少等,也会影响消化和吸收功能,导致食欲减退,消化吸收功能降低。

(2)呼吸功能的改变。老年人由于骨骼、韧带和胸部肌肉萎缩,胸廓变形,活动受限,肺组织弹性回缩力减退、潮气量减少,易发生"老年性肺气肿"。呼吸肌力量减弱,咳嗽效果差,支气管纤毛活动减退,易发生呼吸道感染。

(3)心血管功能的改变。60~70 岁时,心脏生理性老化主要表现在心肌萎缩,发生纤维样变化,使心肌硬化及心内膜硬化,导致心脏泵血效率下降,使每分钟有效循环血量减少。另外,心脏冠状动脉也会出现生理性或病理性硬化,使心肌本身血流减少,耗氧量下降,对心功能产生进一步影响,甚至出现心绞痛等心肌供血不足的临床症状。

血管也会随着年龄增长发生一系列变化。50岁以后,血管壁生理性硬化渐趋明显,管壁弹性减退,而且许多老年人伴有血管壁脂质沉积,使血管壁弹性更趋下降、脆性增加,血管壁弹性降低,使血管对血压的调节作用下降。血管外周阻力增大,使老年人血压升高;血管脆性增加,血流速度减慢,使老年人发生心血管意外的机会明显增加,如脑出血、脑血栓等的发病率明显高于年轻人。

(4)免疫功能明显下降。老年人免疫系统的改变,主要以免疫缺陷为主,如胸腺萎缩、T细胞减少、B细胞产生抗体减弱、一些细胞因子产生减少等;其次是免疫异常增殖现象,如自身抗体的出现、淋巴结肿大等。这些改变导致免疫系统各种功能发生很大的改变,使老年人患感染性疾病、肿瘤和自身免疫性疾病的概率明显增高,严重危害老年人的身体健康。

(5)神经功能的改变。外周神经传导速度降低,使感觉减退、触觉和温觉阈值下降、深部腱反射减弱甚至消失。脑细胞减少,脑室扩大,出现脑萎缩。血脑屏障功能下降,脑血流量和耗氧量降低,使大脑易受中枢毒性物质的影响,皮质的综合分析能力下降,而且可出现睡眠生理时期发生变化、近期记忆力严重减退、注意力不集中、性格偏执等表现。

(6)感觉器官。听觉方面,两侧高频率听觉丧失,且分辨声音的来源有困难;嗅觉方面,其功能降低约50%;味觉方面,舌头上的味蕾只剩约20%,所以老人常食之无味;视觉方面,近距离的视力变差,对黑暗的适应能力降低,水晶体会变黄及不透明,眼睛对深浅感觉会减退,对比色的敏感度下降。

第四节 膳食、用药与健康

一、膳食与健康

民以食为天,养生之道,莫先于食。随着人们生活水平的提高和平均寿命的延长,食物营养、食品安全与健康的关系受到人们的普遍关注,人们关心的不仅仅是食物是否营养,还在意食品是否安全。从另一个角度来看,人们对食物的关心已由是否好吃、价格是否实惠转变到了健康、卫生、安全的层面。合理营养是健康的物质基础,而平衡膳食是合理营养的根本途径。

平衡膳食指一日三餐所提供的营养可以满足人体的生长、发育和各种生理、体力活动所需要的膳食。其包括两方面:一方面是营养全面的膳食。平衡膳食能够满足各类人群对各种营养素的生理需要,以防止营养缺乏病的发生。另一方面是指营养均衡的膳食,即膳食营养搭配合理,能够防止某些营养素摄入过量而导致机体不必要的负担与代谢紊乱。

平衡膳食的核心和关键是构造平衡的膳食结构。中医认为,健康人饮食时需要注意五味调和,寒温适中,无所偏嗜,才可使人体阴阳平衡,正气旺盛,身体健壮。《黄帝内经》也提出"五谷为养、五果为助、五畜为益、五菜为充"的饮食原则。这与现代营养学的理论是一致的。中国营养学会根据《中国居民膳食指南》,结合中国居民的平衡膳食原则推出了中国居民平衡膳食宝塔(图1-5)、中国居民平衡膳食餐盘(图1-6),其目的是告诉我们平衡膳食组成必须包括谷薯类、蔬菜水果类、动物性食物、大豆坚果类和油脂类等五大类。膳食组合或结构的不同,或某些食物长期过多过少,将造成所供给的能量或营养素与机体需要之间不平衡的状态。只有将不同类食物进行合理主副搭配、荤素搭配、粗细搭配等来优化食物组合,才能在营养上取长补短,使人体获取适量的各种营养素,达到合理营养的目的。

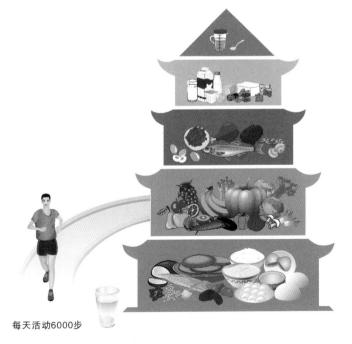

盐	<6 g
油	25~30 g
奶及奶制品	300 g
大豆及坚果类	25~35 g
畜禽肉	40~75 g
水产品	40~75 g
蛋类	40~50 g
蔬菜类	300~500 g
水果类	200~350 g
谷薯类	250~400 g
全谷物和杂豆	50~150 g
薯类	50~100 g
水	1500~1700 ml

每天活动6000步

图1-5　中国居民平衡膳食宝塔

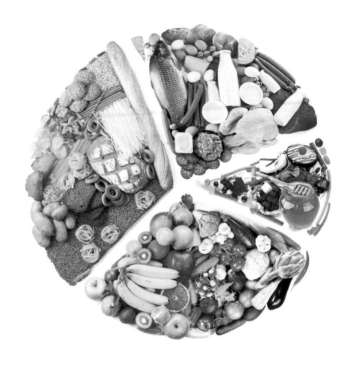

图 1-6　中国居民平衡膳食餐盘

　　近年来,老年人膳食和营养状况得到了明显改善,但老年人群存在的营养与健康问题也不容乐观。2021 年《中国居民膳食指南科学研究报告》指出,由于膳食不平衡造成老年人肥胖以及营养相关慢性疾病问题依然严峻,老年人肥胖率为 13%,高血压患病率近 60%,糖尿病患病率近 15%。老年人亟须重视饮食营养与健康的关系,增强体质和抵御疾病的能力,避免一些疾病的发生,提高老年人的生存质量。

　　中医认为,人的健康养育在于后天水谷精微。水谷精微是人体健康必不可少的物质基础,而水谷精微不足,无法输布于四肢,充养机体,会导致疾病的产生。因此,疾病的产生与膳食结构不合理有很大的关系。如果长时间摄取的某种营养素不足或过多,都会损害健康,出现营养性疾病。

2021年《中国居民膳食指南科学研究报告》指出,膳食因素可影响健康结局(表1-1),同时某些食物过量摄入也可增加慢性疾病的风险(表1-2)。

表1-1 增加膳食摄入可降低不良健康结局风险的关系汇总

序号	食物	与健康的关系
1	全谷物	增加全谷物可降低全因死亡风险
		增加摄入量,可降低心血管疾病、2型糖尿病、结直肠癌发病风险
		有助于维持正常体重、延缓体重增长
2	蔬菜	增加摄入可降低心血管疾病的发病和死亡风险
		增加蔬菜摄入总量及十字花科蔬菜和绿叶蔬菜摄入量可降低肺癌的发病风险;可降低食管鳞(腺)癌的发病风险;十字花科蔬菜可降低胃癌、乳腺癌的发病风险
		增加绿叶蔬菜、黄色蔬菜摄入量可降低2型糖尿病的发病风险
3	水果	增加水果摄入量可降低心血管疾病、消化道肿瘤(胃癌、结直肠癌、食管癌)的发病风险
4	蔬菜和水果(联合摄入)	可降低心血管疾病的发病和死亡风险
		可降低肺癌的发病风险
5	大豆及其制品	可降低心血管疾病的发病风险
		降低绝经期女性骨质疏松的发病风险

续表 1-1

序号	食物	与健康的关系
6	坚果类	降低成年人心血管疾病的发病和死亡风险
		降低全因死亡风险
7	奶类及其制品	牛奶及其制品摄入与儿童骨密度的增加有关,但与成人骨密度或骨质疏松无关
		奶类及其制品摄入可能与前列腺癌、乳腺癌发病风险无关
8	鱼肉	增加摄入可降低全因死亡风险
		增加摄入可降低脑卒中的发病风险
		增加摄入可降低中老年人痴呆及认知功能障碍的发病风险
9	水	增加饮水可降低肾脏及泌尿系统感染的发生风险
		增加饮水可降低肾脏及泌尿系统结石的发生风险

表 1-2　过多膳食摄入可增加不良健康结局的关系汇总

序号	食物	与健康的关系
1	畜肉	过多摄入可增加 2 型糖尿病、肥胖、结直肠癌的发病风险
2	烟熏肉	过多摄入可增加胃癌、食管癌的发病风险
3	食盐	高盐(钠)可增加高血压、脑卒中、胃癌的发病风险
		高盐(钠)可增加全因死亡风险

续表 1-2

序号	食物	与健康的关系
4	饮酒	酒精摄入过多可导致肝损伤风险增加
		酒精摄入过多会增加胎儿酒精综合征风险
		酒精摄入过多会增加痛风、结直肠癌、乳腺癌的发病风险
		酒精摄入与心血管疾病危险性呈"J"形关系;过量饮酒可增加心血管疾病风险
5	添加糖和含糖饮料	过多摄入添加糖、含糖饮料可增加龋齿的发病风险
		过多摄入含糖饮料增加成人2型糖尿病发病风险
		过多摄入含糖饮料增加儿童、成人肥胖风险
6	油脂	高脂肪摄入可增加肥胖风险,减少总脂肪摄入有助于减轻体重
		反式脂肪摄入过多可导致心血管疾病死亡风险升高

二、用药与健康

　　老年人往往同时患有多种疾病,因此药物在老年人疾病的防治中有非常重要的地位。据调查,75岁以上的患者每日用药3~4种者占34%。但是药物是把双刃剑,既能治病又能致病,合理使用能治疗疾病,提高健康水平;使用不当则产生不良反应,影响身体健康,甚至危害生命安全。WHO统计资料显示,全球药物不良反应发生率为 10%～20%，其中 5%因用药不当死亡。

老年人身体内各器官和组织发生衰老性改变，药物在体内的吸收、分布、代谢和排泄等过程较青壮年发生明显的变化。因此，老年人的合理用药应当引起特别重视。

老年人用药的不良反应（图 1-7）率明显增高，主要原因是：①老年人基础疾病较多，用药品种较多，而且用药时间比较长，容易出现药物相互作用和药物积蓄；②老年人的药动学特性发生改变，药物的生物转化减慢，血药浓度常保持在较高水平，不良反应可能增加；③随年龄增加，体内稳态机制变差，药物效应相对增强；④老年人各系统，尤其是中枢神经系统对多种药物的敏感性增高；⑤人体的免疫机制随年龄增加而发生改变，可能出现变态反应。

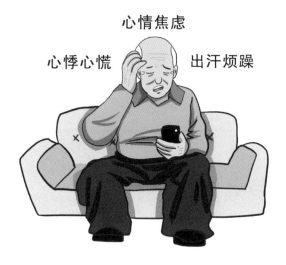

图 1-7　老年人用药后反应

充分了解老年期各系统、器官和组织的生理、生化功能和病理、生理学所发生的特征性改变，了解老年人药动学和药效学的改变特点，以及老年人对药物的敏感性和耐受性发生的改变等，对于减少或避免药物不良反应,合理指导老年人的临床用药尤为重要。同时,老年人随着增龄患病的机会增多,服药次数也会增加,不少老年患者的服药种类也比较繁杂。因此老年人合理用药应当引起特别重视,才能提高药物的疗效,避免和减少药物的不良反应。

第二篇

"食"必健康

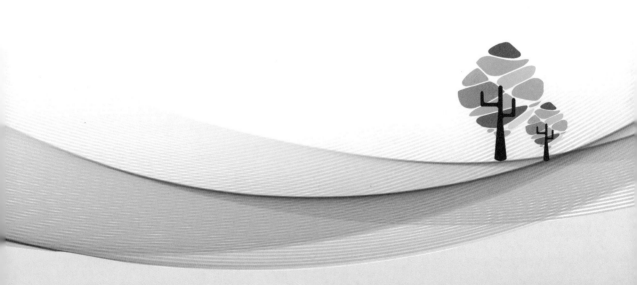

第二章
老年人的营养需求认知

第一节　生命的源泉——水

▌导读

水是生命之源,人对水的需求仅次于氧,人不摄入水,数日就会死亡,可见其对生命存在的重要性。水是地球上最常见的物质之一,是包括人类在内所有生命生存的重要资源,也是生物体最重要的组成部分。水在生命演化中起到了重要作用。

一、水的生理功能

1. 构成人体组织的成分

水是维持人体细胞内环境稳态的必需物质。水在生命体中含量最多,占健康成人体重的60%~70%,随着年龄的增长,机体含水量也随之减少。人体组织器官的含水量相差很大,血液中最多,脂肪组织中较少。

2. 参与机体新陈代谢

人的一切生命活动的物质和能量代谢都需要水的参与。水是生命活动的良好媒介。水具有较强溶解力和电解力,既是生化反应的原料,又是生化反应的产物,可以促进营养物质的吸收和转运,又通过大小便、汗液及呼吸等途径排泄废物。

3. 维持体液正常渗透压及电解质平衡

正常情况下,体液在血浆、组织间液及细胞内液这三个区间,通过溶质的渗透作用,维持渗透压平衡。机体水摄入量不足、水丢失过多或者摄入盐过多时,细胞外液的渗透压就会增高,通过神经系统、激素、肾脏等调节机制,启动饮水行为、肾脏重吸收及离子交换来调节水和电解质平衡,可使水摄入增多、排出减少,从而维持体液的正常渗透压。

4. 调节体温

水的比热较大,一定量的水可吸收代谢过程中产生的大量能量,使体温不至于显著升高。水的蒸发热也较大,经皮肤蒸发水分散热是维持人体体温恒定的重要途径。

5. 润滑作用

水与黏性分子结合可形成关节的润滑液、消化系统的消化液、呼吸系统以及泌尿生殖系统中的黏液,对器官、关节、肌肉、组织起到缓冲、润滑和保护的作用。

二、水的缺乏与过量

在正常生理条件下丢失的水量为必需丢失量,通过足量饮水即能补偿。另一种是病理性水丢失,例如腹泻、呕吐、胃部引流和瘘管流出等,如果这些水量丢失严重就需要通过临床补液来处理。

1. 水缺乏

机体缺水会造成一系列损害。体液丢失量达体重的 1% 左右时,人体会出现口渴感,且体能开始受到影响。失水量达到体重的 2%~4% 时,为轻度脱水,人体会表现为口渴、尿少,尿呈深黄色。失水量达到体重的 4%~8% 时,为中度脱水,除上述症状外,还可见极度口渴、皮肤干燥失去弹性、口舌干裂、声音嘶哑、全身软弱、心率加快、尿量明显减少、眼窝下陷并伴有烦躁不安等现象。如果失水量超过体重的 8%,为重度脱水,表现为精神及神经系统异常,出现皮肤黏膜干燥、高热、烦躁、精神恍惚、神志不清等现象。失水达到体重的 10% 时,会出现烦躁、全身无力、体温升高、血压下降、皮肤失去弹性的现象,甚至危及生命。失水超过体重的 20% 时,可引起死亡。

2. 水过量

为了避免中暑,在短期内摄入大量水分而钠盐摄入不够时可导致低钠血症,极严重时还会危及生命。水中毒时,可因脑细胞肿胀、脑组织水肿、颅内压增高而引起头痛、恶心、呕吐、记忆力减退,重者可发生渐进性精神迟钝、恍惚昏迷、惊厥等,严重者可引起死亡。

三、老年人对水的摄入需求及来源

水是人体中最重要的一种营养素,也是生物体各种组成物质中含量最大的一种。水占人体质量的百分比随年龄的增大而减少,如胚胎约含水 98%,婴儿约 75%,成人为 65%,老年人体内水分含量仅为体重的 50%。中国营养学提出中国居民膳食水适宜摄入量,老年人每日饮水量应不少于 1200 mL,应该主动饮水,不应该感觉到口渴才饮水。

机体从以下三个来源获得水分:①饮水,包括饮用水、茶等途径所摄入的水分,占人体水分总来源的 30% ~ 40%。②食物水,包括固体食物(米饭、馒头、水果等)和液体食物(牛奶、汤等)。许多食物中都含有大量的水分,其中有一部分以结晶水的形式存在,有一部分则以结合水的形式存在,但都可以被人体吸收利用。从食物中所摄入的水分占人体水分总来源的一半以上。③代谢水,是三大营养素在体内氧化分解以后生成的,即食物进入体内后,三大营养物质和一些纯热能物质在代谢过程中会生成一部分水分。不同成分在氧化过程中生成的水量各不相同。

第二节 生命的基石——蛋白质

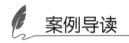 案例导读

张某,男性,66岁,身高170 cm,体重65 kg,退休后活动量较小,饭量也有所减退,最近他发现自己身上的肉非常松软,经常感觉到疲乏,使用体脂秤称量体重发现肌肉比例偏低。

分析:

1. 张某为什么会出现肌肉减少?

2. 需要给他怎样的膳食建议?

蛋白质是化学结构复杂的有机化合物,是机体细胞、组织和器官的重要组成成分,是一切生命的物质基础,没有蛋白质就没有生命。由于碳水化合物和脂肪中仅含有碳、氢、氧,不含氮,所以蛋白质是人体氮元素的唯一来源。正常成年人体内的蛋白质占体重的16%～19%。

一、蛋白质的分类

(一)氨基酸

氨基酸是蛋白质的基本组成单位,由于氨基酸排列顺序不同,氨基酸链的长短不同,以及空间结构的不同,就构成了各种功能各

异的蛋白质。食物中的蛋白质必须经过胃肠道消化,分解成氨基酸才能被人体吸收利用,人体对蛋白质的需要实际就是对氨基酸的需要。构成人体蛋白质的氨基酸有甘氨酸、丙氨酸、缬氨酸、亮氨酸等20多种。营养学上将氨基酸分为必需氨基酸和非必需氨基酸两类(表2-1)。

表2-1 构成人体蛋白质的氨基酸

必需氨基酸	非必需氨基酸
异亮氨酸	丙氨酸
亮氨酸	精氨酸
赖氨酸	天门冬氨酸
蛋氨酸	天门冬酰胺
苯丙氨酸	谷氨酸
苏氨酸	谷氨酰胺
色氨酸	甘氨酸
缬氨酸	脯氨酸
组氨酸	丝氨酸
	条件必需氨基酸
	半胱氨酸
	酪氨酸

1. 必需氨基酸

必需氨基酸是指人体自身不能合成或合成速度不能满足机体需要,必须从食物中直接获得的氨基酸。

2. 非必需氨基酸

非必需氨基酸是指人体可以自身合成或由其他氨基酸转化而得到,不一定非要从食物中直接摄取的氨基酸。

(二) 蛋白质的互补作用

在饮食中提倡食物多样化,两种或两种以上食物蛋白质混合食用,其中所含有的必需氨集酸取长补短,相互补充,使各种必需氨基酸的比例更接近人体的需要,从而提高蛋白质利用率的作用,这种现象称为蛋白质的互补作用。例如,将大豆制品和米面按照一定比例食用,大豆蛋白质可弥补米面蛋白质中赖氨酸的不足,同时米面也可在一定程度上补充大豆蛋白质中蛋氨酸的不足。

为了充分发挥蛋白质的互补作用,在膳食调配的时候应当遵循三个原则:①食物种类越多越好;②食物的种属越远越好,荤素搭配、粮豆搭配比单一同类食物搭配更能发挥蛋白质的互补作用;③不同种类食物的食用时间越近越好,最好同时食用。

二、蛋白质的生理功能

1. 构成人体组织成分,供给生长、更新和修补组织

人体的任何组织和器官,都以蛋白质作为重要组成成分。如肌肉、心、肝、肾等器官含大量蛋白质,骨骼和牙齿含大量胶原蛋白,指(趾)甲含角蛋白,细胞中从细胞膜到细胞内各种结构均含蛋白质。蛋白质是一切生命的物质基础,是机体细胞、组织、器官的

重要组成部分,是人体组织更新和修补的主要原料。体内的这些蛋白质处于不断分解、重建及修复的动态平衡中,每天约有 3% 的蛋白质参与更新,即使机体完全不摄入蛋白质,体内仍然进行着蛋白质的分解和合成。因此,每日必须从膳食中摄取一定量的蛋白质,以维持机体的氮平衡。

2. 参与调节生理功能

血浆蛋白帮助维持身体内的液体体液平衡和酸碱平衡,血浆蛋白浓度降低,血浆渗透压也下降,血浆中的水分流入组织引起水肿。蛋白质还可以调节机体生理生化及免疫功能。如酶的催化作用、激素的调节功能、血浆蛋白的运输功能、胶原蛋白的支架作用及抗体的免疫作用等都需要充分的蛋白质来完成。

3. 供给能量

蛋白质是三大热能营养素之一。每克蛋白质可产生 16.7 kJ(4 kcal)的能量,人体每日所需要的能量有 10%～15% 来自蛋白质,当碳水化合物、脂肪提供的能量不能满足机体需要时,蛋白质可被代谢水解,产生能量。

三、蛋白质的参考摄入量及食物来源

1. 参考摄入量

《中国居民膳食营养素参考摄入量》中,老年人推荐量与其他年龄段成人相同:男性 65 g/d,女性 55 g/d,但建议优质蛋白质应占总蛋白摄入量的 50%,并在疾病状态下应区别对待。

2. 食物来源

蛋白质广泛存在于动植物性食物中。动物性食物蛋白质含量丰富,生物价高,多为优质蛋白质。大豆类含蛋白质较高,且含有各种必需氨基酸,可以与动物性蛋白质媲美,是唯一能够代替动物性蛋白的植物蛋白,也属优质蛋白。谷类含蛋白质 6%～10%,赖氨酸和色氨酸含量低,而含硫氨基酸量较高,可与豆类互补。薯类含蛋白质 2%～3%,蔬菜水果类极低。坚果类,如花生、核桃、葵花子等含蛋白质 15%～25%,可作为蛋白质来源的一个很好补充。

第三节 生命的燃料——脂类

脂类是脂肪和类脂的总称。脂肪是由 1 分子甘油和 3 分子脂肪酸组成的甘油三酯,在食物的脂类中占比 95%;类脂包括磷脂、糖脂、固醇类和脂蛋白等,占比 5%,其中磷脂主要有卵磷脂、脑磷脂及神经鞘磷脂等。

一、脂肪酸的分类

脂肪酸是构成脂肪的基本单位,是具有甲基端和羧基端的碳氢链,大多数脂肪酸含有排列成一条直链的偶数碳原子。目前已知存在于自然界的脂肪酸有 40 多种。

按碳链长度分类,可分为长链脂肪酸、中链脂肪酸和短链脂肪酸,食物中主要以十八碳脂肪酸为主,并有主要的营养学价值。

按饱和程度可分为饱和脂肪酸、单不饱和脂肪酸和多不饱和脂肪酸。

按其空间结构不同可分为顺式脂肪酸和反式脂肪酸。在自然状态下,大多数不饱和脂肪酸为顺式脂肪酸,只有少数是反式脂肪酸。反式脂肪酸不是天然产物,是分解氢化脂肪产生的,在氧化过程中某些天然存在的顺式双键转变为反式构型,如人造黄油。反式脂肪酸具有耐高温、不易变质、存放更久等优点。目前一些快餐和油炸食品往往是使用含有大量反式脂肪酸的油脂制作的。但反式脂肪酸摄入量过多可使血浆低密度脂蛋白胆固醇上升,高密度脂蛋白胆固醇下降,增加冠心病的危险性。一些国家已经立法限制食物中反式脂肪酸的含量与使用。

二、必需脂肪酸

(一)必需脂肪酸的概念

必需脂肪酸是指机体生命活动必不可少,但机体自身又不能合成,必须由食物供给的多不饱和脂肪酸。必需脂肪酸有亚油酸和 α-亚麻酸。

(二)必需脂肪酸的生理功能

1. 构成线粒体和细胞膜的重要组成成分

磷脂是构成细胞膜的主要成分,老年人缺乏必需脂肪酸可导致线粒体肿胀,细胞膜结构功能改变,出现鳞屑样皮炎、湿疹等。

2. 参与脂类代谢

必需脂肪酸与脂质代谢关系密切,能降低老年人血脂含量,减少血液的黏稠性,对保持微血管的弹性有一定作用,对维护毛细血管正常结构,防止血管脆性增加,保护皮肤正常结构和功能十分重要。必需脂肪酸还可以促进胆固醇的代谢,预防动脉粥样硬化。

3. 前列腺素合成的前体

前列腺素存在于许多器官中,具有多种生理功能,如使血管扩张神经传导、影响肾脏对水的排泄等。

4. 与胆固醇代谢有关

体内约70%的胆固醇与脂肪酸酯化成酯。如在低密度脂蛋白(LDL)和高密度脂蛋白(HDL)中,胆固醇与亚油酸形成亚油酸胆固醇酯,然后被转运和代谢,起到降血脂的作用。

5. 与动物精子形成有关

饮食中如果长期缺乏必需脂肪酸,动物可出现不孕症。

6. 防护辐射损害

必需脂肪酸对 X 射线引起的皮肤损害有保护作用。

7. 保护视力

亚麻酸衍生的二十二碳六烯酸(DHA)是维持视紫红质正常功能所必需的成分,对增强老年人视力有良好作用。

总之,必需脂肪酸缺乏,可引起老年人皮肤损伤,如出现皮疹等还可引起肾、肝、神经和视觉功能障碍等多种疾病。但过多的多不饱和脂肪酸的摄入,也可使老年人体内有害的氧化物、过氧化物等增加,对身体产生多种慢性危害。

三、脂类的生理功能

1. 构成人体组织的重要成分

脂肪提供的脂肪酸可作为合成其他脂质的原料。脂类占人体体重的 10%~20%,主要分布在皮下、腹腔、脏器周围等处。细胞膜中含有大量脂类,所以脂类是细胞维持正常结构和功能的重要成分,比如磷脂缺乏会造成细胞膜结构受损,毛细血管脆性和通透性增加,皮肤细胞对水的通透性增高引起水代谢紊乱,从而发生皮疹。

2. 供给并贮存热能

脂肪是产能营养素中产能系数最高的营养素,体内每克脂肪可产生热能约 37.6 kJ(9 kcal),占人体每天所消耗总能量的 20%~30%。当人体摄入的热能过多或不能及时被利用时,就被转变为脂肪贮存起来。人体在休息状态下 60% 的能量来源于体内脂肪,而在运动或长时间饥饿时,体内脂肪提供的能量更多。

3. 提供脂溶性维生素

脂肪不仅是脂溶性维生素的重要食物来源,还能促进脂溶性维生素的吸收。膳食中脂溶性维生素常与脂肪并存,如鱼肝油中富含维生素 A、维生素 D,麦胚芽油含丰富的维生素 E。膳食中缺乏脂肪或脂肪吸收障碍时,会引起机体脂溶性维生素不足或缺乏。

4. 改善食品的感官性状,增加饱腹感

烹调油脂可增加食品的色、香、味,赋予食品特殊风味,促进老年人食欲;摄入较多的脂肪,可刺激产生抑胃素,抑制胃肠蠕动,延迟胃的排空,增加饱腹感。

5. 节约蛋白质作用

充足的脂肪还可以保护体内的蛋白质,包括食物蛋白质不被用来作为能源物质,而使其有效地发挥其他重要的生理功能。

6. 其他

人体内重要脏器周围的脂肪组织可以缓冲机械冲击,避免内脏受到震荡而造成损伤,起到固定和保护内脏的作用;在皮下组织中储存的脂肪组织可以减少机体散发热量而起到保持体温的作用;磷脂还具有促进脂肪代谢,防止脂肪肝,降低血清胆固醇、改善血液循环、预防心血管疾病的作用;皮脂腺分泌的脂肪能起到润滑护肤作用。

四、脂类的参考摄入量及食物来源

1. 参考摄入量

对老年人控制饮食脂肪的摄入十分必要,尤其应控制饱和脂肪酸和胆固醇的摄入量。饮食中脂肪的适宜摄入量以占总能量

20%～30%为宜，饱和脂肪酸供能比应低于10%，胆固醇的摄入量每天不得超过30 mg。一般来说，只要注意摄入一定量的植物油，就不会造成必需脂肪酸的缺乏。但具有高血压等慢性病或血脂偏高的老年人仍需注意胆固醇的摄入量。

2. 食物来源

脂类的来源主要是动物脂肪组织、肉类和植物的种子。动物性脂肪如猪油、牛油、羊油、奶油、蛋类及其制品含饱和脂肪酸较多，必需脂肪酸含量较少。水产品富含不饱和脂肪酸，如深海鱼类、贝类食物含有二十碳五烯酸（EPA）、二十二碳六烯酸（DHA）较多。植物性脂肪如菜籽油、大豆油、花生、芝麻、核桃仁、瓜子仁等，含不饱和脂肪酸较多，是必需脂肪酸的良好来源。磷脂含量较多的食品有蛋黄、肝脏、大豆、麦胚和花生等。含胆固醇丰富的食物是动物脑、肝脏、肾脏等内脏，海蜇胆固醇含量很少。推荐老年人适当多吃海鱼。

第四节　生命的驱动——碳水化合物

碳水化合物又称为糖类，由碳、氢和氧三种元素组成。碳水化合物是自然界最丰富的能量物质，是一切生物体维持生命活动所需能量的主要来源。

一、碳水化合物的分类

一般根据化学结构将碳水化合物分为三类:糖、寡糖和多糖。

表 2-2　碳水化合物的分类

分类	亚组	组成
糖	单糖	葡萄糖　半乳糖　寡糖
	双糖	蔗糖　乳糖　麦芽糖　海藻糖
	糖醇	山梨醇　甘露醇
寡糖	异麦芽低聚寡糖	麦芽糊精
	其他寡糖	棉籽糖　水苏糖　低聚果糖
多糖	淀粉	直链淀粉　支链淀粉　变性淀粉
	非淀粉多糖	纤维素　半纤维素　果胶　亲水胶物质

二、碳水化合物的生理功能

人体内碳水化合物有三种存在形式,即葡萄糖、糖原和含糖复合物,其功能如下。

(一)构成机体组织结构及重要生命物质

碳水化合物也是机体重要的构成成分之一。如结缔组织中的黏蛋白、神经组织中的糖脂。此外,DNA 和 RNA 也含有大量核糖,在遗传中起着重要的作用。

每个细胞都有碳水化合物,其含量为 2%～10%,主要以糖脂、糖蛋白和蛋白多糖的形式存在,分布在细胞膜、细胞器膜、细胞质以及细胞间质中。如糖蛋白含有氨基己糖,参与细胞膜的构成;氨基多糖是由氨基己糖或其衍生物与糖醛酸构成的长链物质,参与细胞间质和结缔组织的构成;核糖核酸和脱氧核糖核酸由核糖和脱氧核糖参与构成,对遗传信息起传递作用;糖脂是含有糖的脂类,参与神经组织的构成。一些具有重要生理功能的物质,也需要碳水化合物参与组成。

(二)贮存和供给热能量

碳水化合物是人体最主要和最经济的能量来源,每克葡萄糖产热 16.7 kJ(4 kcal),是人体能量最主要的来源。即使在缺氧条件下,碳水化合物仍能进行酵解,为机体提供部分能量。此外,神经系统和红细胞所需要的能量,只能由碳水化合物(葡萄糖)提供,故碳水化合物对维持神经组织和红细胞的功能具有重要意义。中国人以谷物为主食,60%以上的能量来源于碳水化合物,这种饮食结构最经济,而且科学,并有利于健康。

(三)血糖调节作用

1. 血糖

血糖就是血液中的葡萄糖,其浓度为 3.89～6.11 mmol/L。主要来源为食物消化吸收、肝糖原分解、糖异生途径生成的葡萄糖,主要去路是周围组织及肝的摄取利用。

2. 血糖水平调节

（1）胰岛素：体内唯一降低血糖的激素，也是唯一同时促进糖原、脂肪、蛋白质合成的激素。

（2）胰高血糖素：体内主要升高血糖的激素。

（3）糖皮质激素：糖皮质激素可以促进肌蛋白质分解，分解产生的氨基酸转移到肝进行糖异生，还抑制肝外组织摄取和利用葡萄糖。因此，糖皮质激素可引起血糖升高。

（4）肾上腺素：强有力的升高血糖的激素，主要在应激状态下发挥调节作用。

（四）节约蛋白质作用

当食物中的碳水化合物不足，机体不得不动用蛋白质来提供能量，长期不吃主食，碳水化合物摄入不足，就会对人体及器官造成损害，节食减肥的危害正在于此。

（五）抗生酮作用

脂肪在体内代谢需要葡萄糖协同作用。碳水化合物供给充足时，可增加 ATP 形成，也有利于氨基酸的主动转运而合成人体内蛋白质，使氮在体内的存留量增加。当碳水化合物供给不足时，身体所需能量将大部分由脂肪来供给，脂肪运动加强，肝内生成酮体增多，超过肝外组织氧化酮体的能力而聚积体内，以致产生酮中毒。

（六）解毒保肝的作用

被机体吸收的单糖有的直接被组织利用，有的以糖原形式贮存在肝脏与肌肉中。摄入足够的碳水化合物,保持肝脏含有丰富的糖原,既可保护肝脏本身免受有害因素的毒害,又能保持肝脏正常的解毒功能。

三、碳水化合物的参考摄入量及食物来源

1. 参考摄入量

按我国目前碳水化合物的实际摄入量,中国营养学会推荐我国老年人碳水化合物饮食供给量占总能量的 60%～65% 较为合理。世界卫生组织建议添加糖,如蔗糖、糖浆等,提供的能量要控制在总能量的 10% 以内,即每日不超过 50 g。

2. 食物来源

碳水化合物的主要来源是谷类、豆类、根茎类、干果类、薯类。蔗糖、蜂蜜、糖果、各种甜食、甜味水果及含糖饮料等则是饮食中单糖和双糖的主要来源。膳食纤维广泛存在于植物性食物中,如谷类、根茎类、豆类、蔬菜水果类,动物性食物不含膳食纤维。普通的蔬菜、水果含糖量较低,一般在 10% 以下,动物性食物中只有肝脏含有少量糖原,乳类中含有一定量的乳糖,其他食物则含糖量微少。

第五节　生命的催化剂——维生素

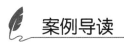

案例导读

李女士,60 岁,感觉近日皮肤渐渐变得干燥、粗糙,尤其是四肢外侧比较明显,背部皮肤也是这样。有些地方出现类似"疹子"的东西,形似"鸡皮",但不痛不痒。同时,眼睛比较干涩,夜晚的时候视物不清。

分析:

1. 请对李女士的营养状况做出初步评价。

2. 针对李女士缺乏的营养素,你认为应给予何种膳食建议?

一、概述

维生素是维持人体正常生命活动所必需的一类低分子有机化合物。尽管不是人体结构的组成部分,也不能提供能量,每日的生理需要量比碳水化合物、蛋白质和脂肪的需要量要少得多,以 mg/d 或 μg/d 计算,但是缺少或不足将引起缺失综合征。维生素分为脂溶性维生素和水溶性维生素。

二、脂溶性维生素

（一）维生素 A

1. 理化性质

维生素 A 不溶于水，易溶于脂溶性溶剂，维生素 A 与胡萝卜素都耐热，在酸、碱环境中稳定，一般烹调加工不易破坏。暴露于空气中易被氧化，脂肪酸败能将其破坏。当食物中含有磷脂、维生素 E、维生素 C 和其他抗氧化剂时，其中的视黄醇和胡萝卜素较为稳定。

2. 生理功能

维生素 A 具有广泛的生理功能。

（1）维持正常视觉功能：维生素 A 缺乏严重时可致夜盲症。

（2）维护上皮组织细胞的健康。

（3）促进生长发育和维持生殖功能。

（5）抗氧化作用。

（6）其他：维生素 A 可抑制肿瘤增生，还可促进铁的吸收和利用，促进红细胞生成，改善造血功能，降低心血管疾病发生的危险。

3. 缺乏与过量

暗适应能力下降是维生素 A 缺乏的最早症状，严重者发展成夜盲症，甚至失明。维生素 A 缺乏会造成上皮组织干燥，表现为结膜或角膜干燥、软化甚至穿孔，以及泪腺分泌减少的眼干燥症。缺乏维生素 A 还会引起细胞分化出现障碍,皮肤和上皮组织毛囊角化,皮脂腺、汗腺萎缩。消化道表现为舌味蕾上皮角化,肠道黏膜分泌减少,食欲减退等。呼吸道黏膜上皮萎缩、干燥、纤毛减少,抗病能力减退。泌尿和生殖系统的上皮细胞也同样改变。感染性疾病的危险性增加,且感染常迁延不愈。

老年人过量摄入维生素 A 可引起急性、慢性及致畸毒性。早期症状为恶心、呕吐、头痛、肌肉失调。当剂量更大时,可出现嗜睡、厌食、少动、反复呕吐。

4. 参考摄入量及食物来源

中国营养学会推荐成人(包括老年人)维生素 A 的参考摄入量(RNI),男性 800 μgRAE/d,女性 700 μgRAE/d。维生素 A 在动物性食物中最丰富,各种动物肝脏、鱼肝油、鱼卵、全奶、奶油、禽蛋等。有色蔬果含有丰富的类胡萝卜素,如西蓝花、菠菜、绿芥菜、莴笋叶、胡萝卜、南瓜、红心甜薯、辣椒、芒果、杏子及柿子等。

(二)维生素 D

1. 理化性质

维生素 D 不溶于水,溶于脂肪和有机溶剂,在中性和碱性溶液中稳定,对氧、光敏感,在酸性溶液中易分解,脂肪酸败可引起维生素 D 破坏。

2. 生理功能

(1)促进小肠钙吸收。

（2）促进肾小管对钙、磷的重吸收。

（3）对骨细胞呈现多种作用。

（4）调节基因转录作用:通过调节基因转录和独立的信息传导途径来启动生物学效应。

（5）通过维生素 D 内分泌系统调节血钙平衡。

3. 缺乏与过量

摄入维生素 D 不足或胃肠道疾病、肝肾疾病、甲状腺功能减退、服用巴比妥类药物都会引起维生素 D 缺乏,导致老年人骨质疏松症或骨质软化症,表现为肌肉乏力,脊柱、肋骨、臀部、腿部疼痛和骨骼触痛。另外,血清钙降低,使神经肌肉兴奋性增强,引起局部或全身肌肉痉挛。

过量摄入维生素 D 可引发维生素 D 中毒,症状包括食欲缺乏、体重减轻、恶心、呕吐、腹泻痛,多尿、烦渴、发热,血清钙磷增高;以致发展成动脉、心肌、肺、肾、气管等软组织转移性钙化和肾结石,严重的维生素 D 中毒可导致死亡。预防维生素 D 中毒最有效的方法是避免滥用其膳食补充剂。

4. 参考摄入量及食物来源

中国营养学会推荐 65 岁以上老人的 RNI 为 15 μg/d。维生素 D 仅存在于动物性食品中,以海鱼、动物肝脏、蛋黄中较多。瘦肉和奶类含维生素 D 较少。蔬菜、谷类及其制品和水果只含有少量的维生素 D 或几乎没有维生素的活性。

（三）其他脂溶性维生素

其他脂溶性维生素的主要功能、缺乏症及食物来源（表2-3）。

表2-3　其他脂溶性维生素

名称	主要功能	缺乏症	主要食物来源
维生素 E（生育酚）	抗氧化作用 保证红细胞的完整性 维持生育功能 维持正常免疫功能	溶血性贫血、躁动不安；皮肤粗糙、色斑；神经系统异常等	橄榄油、花生油、玉米油、核桃、榛子、松仁、葵花子、黄豆等
维生素 K	促进血液凝固 维护骨骼健康	血液凝固障碍；骨质疏松；胃肠道菌群紊乱等	羽叶甘蓝、黄瓜、菠菜、大豆、卷心菜、莴苣、麦麸等

三、水溶性维生素

（一）维生素 B_1

1. 理化性质

维生素 B_1 微带酵母气味，口感呈咸味，易溶于水，微溶于乙醇。酸性环境稳定，中性和碱性环境中不稳定，易被氧化和受热破坏。

2. 生理功能

维生素 B_1 的功能包括辅酶功能和非辅酶功能。

（1）辅酶功能：TPP 是维生素 B_1 的主要活性形式，是碳水化合物代谢中氧化脱羧酶的辅酶，参与转酮醇反应，促进体内的能量代谢和核酸代谢，是最重要的生物催化剂之一。当维生素 B_1 严重缺乏时,ATP 生成障碍,丙酮酸和乳酸在机体内堆积,对机体造成损伤。

(2)非辅酶功能:维生素 B_1 维持神经、肌肉和心脏的正常功能。当维生素 B_1 缺乏时,会抑制胃肠蠕动和腺体分泌。

3. 缺乏

老年人维生素 B_1 缺乏症主要表现为脚气病,早期症状较轻,主要表现有疲乏、淡漠、食欲差、恶心、忧郁、急躁、沮丧、腿沉重麻木和心电图异常,一般将其分成三型。①干性脚气病:以多发性周围神经炎症为主,损害手脚末端感觉神经末梢传导功能,表现为指(趾)端麻木并有蚁行感,肌肉酸痛、肌肉痉挛、压痛,尤以腓肠肌为甚。②湿性脚气病:多以水肿和心脏症状为主,出现水肿,右心室可扩大,心悸、气短、心动过速,严重可致心力衰竭。③混合型脚气病:特征是既有神经炎又有心力衰竭和水肿,其因影响中枢神经系统,也称为脑型脚气病,临床表现包括精神障碍、共济失调、眼肌麻痹、假记忆和逆行性健忘甚至昏迷,是一种神经脑病综合征。

4. 参考摄入量及食物来源

中国营养学会提出中国居民膳食维生素 B_1 的 RNI 成年男性为 1.4 mg/d,女性为 1.2 mg/d。

维生素 B_1 广泛存在于天然食物中,含量丰富的食物有谷类、豆类及干果类。谷类食物,多存在于表皮和胚芽中,米、面碾磨过于精细、过分淘洗或烹调中加碱可造成维生素 B_1 大量损失。动物内脏(肝、心、肾)、瘦肉、禽蛋中维生素 B_1 含量也较多。

（二）维生素 B_2

1. 理化性质

维生素 B_2 熔点高,烹调后保存率在 70% 以上。水溶性较低。在酸性及中性环境中对热稳定,在碱性环境中易被热和紫外线破坏,所以食品加工过程中加碱,储存和运输过程中日晒及不避光均可导致其损失。

2. 生理功能

（1）参与体内生物氧化与能量代谢。

（2）参与烟酸和维生素 B_6 的代谢。

（3）其他:维生素 B_2 转化为黄素单核苷酸(FMN)和黄素腺嘌呤二核苷酸(FAD),FAD 作为谷胱甘肽还原酶的辅酶,参与体内抗氧化防御系统,维持还原型谷胱甘肽的浓度;FAD 与细胞色素结合,参与药物代谢,提高机体对环境应激适应能力。

3. 缺乏与过量

老年人维生素 B_2 缺乏的早期症状表现为疲倦、眼痒、眼部发热、口痛等,进而出现唇炎、口角炎、舌炎、皮炎、阴囊皮炎以及角膜血管增生等症状。维生素 B_2 缺乏还会影响其他营养元素的吸收,如影响烟酸和维生素 B_6 的代谢;干扰体内铁的吸收、储存及动员,致使储存铁量下降,严重时可造成缺铁性贫血。维生素 B_2 缺乏可导致血中同型半胱氨酸升高,可能导致心血管疾病。一般情况下,维生素 B_2 过量不会引起中毒。

4. 参考摄入量及食物来源

中国营养学会 2013 年提出维生素 B_2 的 RNI：男性 1.4 mg/d，女性 1.2 mg/d。动物性食品较植物性食品维生素 B_2 含量高。动物肝脏、肾脏、心脏、乳汁及蛋类含量尤为丰富，其次是绿色蔬菜、豆类，而谷类含量较少。

（三）维生素 C

1. 理化性质

维生素 C 易溶于水，微溶于乙醇，是一种强还原剂，有较强的抗氧化活性，不稳定，水溶液极易氧化，遇空气、热、光、碱性物质、氧化酶及铜、铁等重金属离子，可促进其氧化破坏。

2. 生理功能

维生素 C 是一种生物活性很强的物质，在体内具有多种生理功能。

（1）抗氧化作用。

（2）参与胶原蛋白的合成。

（3）促进铁、钙和叶酸的利用。

（4）促进甾体的代谢。

（5）提高免疫功能。

（6）参与合成神经递质。

（7）对于进入人体内的有毒物质如汞、铅、砷、苯、某些药物和细菌毒素具有解毒作用。

3. 缺乏与过量

老年人出现缺乏症状,早期表现为全身乏力、食欲减退或齿肿胀,间或有感染发炎。维生素 C 缺乏还可引起胶原蛋白合成障碍,导致伤口愈合不良,皮肤、黏膜出血。维生素 C 毒性很低。但是一次口服 2~3 g 时可能会出现腹痛、腹泻。长期过量摄入可能增加尿中草酸盐的排泄,增加泌尿系统结石的风险。

4. 参考摄入量及食物来源

中国营养学会推荐维生素 C 老年人的 RNI 量为 100 mg/d。维生素 C 的主要来源为新鲜蔬菜和水果,一般是叶菜类含量比根茎类多,酸味水果比无酸味水果含量多。维生素 C 含量较丰富的蔬菜有辣椒、西红柿、油菜、卷心菜、菜花和芥菜等;含量较多的水果有樱桃、石榴、柑橘、柠檬、柚子、草莓、刺梨、沙棘、猕猴桃和酸枣等。枣、刺梨等水果中含有生物类黄酮,对维生素 C 的稳定性具有保护作用。

（四）其他水溶性维生素

其他水溶性维生素的主要功能、缺乏症及食物来源(表 2-4)。

表 2-4 其他水溶性维生素

名称	主要功能	缺乏症	主要食物来源
维生素 B_6	参与氨基酸、脂肪和糖的代谢 调节神经递质的合成与代谢 促进维生素 B_{12}、铁、锌的吸收	脂溢性皮炎;神经系统功能障碍,神经质;幼儿出现烦躁、抽搐、癫痫样惊厥;低血红蛋白性贫血等	肉类、肝脏、豆类、坚果和蛋黄

续表 2-4

名称	主要功能	缺乏症	主要食物来源
维生素 B$_{12}$（钴胺素）	参与细胞核酸代谢 参与红细胞的发育 参与脂肪酸的合成	巨幼红细胞性贫血；神经系统损害；高同型半胱氨酸血症等	动物肉、内脏、鱼、禽肉及蛋类
叶酸	参与核酸与蛋白质合成 参与 DNA 甲基化 参与同型半胱酸代谢	巨幼红细胞性贫血；胎儿畸形；神经系统发育异常	动物肝、肾，深绿色叶类蔬菜、坚果、酵母等
烟酸（维生素 PP）	参与氨基酸代谢 降低胆固醇 调节葡萄糖代谢	癞皮病	动物肝、肾，禽肉、鱼、谷类和坚果

第六节　生命的构造——矿物质

案例导读

患者,男性,65 岁,近期以来经常出现疼痛症状,以腰背痛多见,且疼痛沿脊柱向两侧扩散,仰卧或坐位时疼痛减轻,直立时后伸或久立、久坐时疼痛加剧,日间疼痛轻,夜间和清晨醒来时疼痛加重,弯腰、肌肉运动、咳嗽、大便用力时疼痛加重。

分析:

这是什么现象?原因是什么?应该采取什么样的预防和治疗措施?

一、概述

1. 常量元素与微量元素

人体内除碳、氢、氧、氮外,其余各元素称为矿物质。矿物质必须不断地从饮食中得到补充。矿物质的分类按矿物质在机体内的含量多少,分为常量元素和微量元素两类。

体内含量大于体重 0.01% 的矿物质称为常量元素或宏量元素,主要有钙、磷、钠、钾、硫、氯、镁 7 种。

体内含量小于体重 0.01% 的矿物质称为微量元素。根据微量元素的重要性,又可以分为三类。①必需微量元素:铁、铜、碘、锌、硒、钼、钴、铬 8 种。②可能必需微量元素 :锰、硅、镍、硼、钒。③具有潜在毒性微量元素:氟、铅、镉、汞、砷、铝、锡和锂,但低剂量可能具有功能作用。

2. 矿物质的功能

常量元素的主要功能有:①构成人体组织的重要成分,如骨骼和牙齿中的钙、磷和镁;而硫、磷是蛋白质的组成成分。②在细胞内外液中,无机元素与蛋白质共同调节细胞膜的通透性,控制水分,维持正常渗透压、酸碱平衡(酸性元素 Cl、S、P;碱性元素 Na、K、Mg),维持神经肌肉兴奋性。③构成酶成分或激活酶的活性,参与物质代谢。

微量元素的需求量很少却很重要。人体必需微量元素的生理功能主要有:①作为酶和维生素必需的活性因子。许多金属酶均含有微量元素,如谷胱甘肽过氧化物含有硒等。②构成某些激素或参与激素的作用,如甲状腺素含有碘,铬是葡萄糖耐量因子的重要成分等。③参与核酸代谢,核酸是遗传信息的携带物质,含有多种微量元素,如铬、锰、钴、铜、锌。④协助常量元素发挥作用。微量元素还影响人体的生长发育。

矿物质有以下特点:①在体内不能合成,必须从食物和饮水中摄取;②在体内分布极不均匀,如钙主要分布在骨骼和牙齿;③矿物质之间存在相互协同和拮抗作用;④某些微量元素在体内需要量虽很少,但其生理剂量与中毒剂量范围很窄,摄入过多易产生毒性作用。

机体出现矿物质缺乏的常见原因有以下几种:①地球环境中各种元素分布不平衡;②食物中含有天然存在的矿物质拮抗物;③食物加工过程中造成矿物质的损失;④摄入量不足或不良饮食习惯;⑤生理上有特殊营养需求。

二、重要矿物质

(一)钙

钙是人体内含量最多的无机元素之一,出生时体内含钙总量约为 28 g,成年时达 850～1200 g,占体重的 1.5%～2.0%,其中99% 的钙集中在骨骼和牙齿中。钙主要以羟基磷灰石结晶的形式存在,少量为无定形钙。其余 1% 中,有 50% 与柠檬酸螯合或与蛋白质结合;另外 50% 则以离子状态存在于软组织、细胞外液及血液中,组成混溶钙池,这部分钙与骨骼钙维持动态平衡,是维持体内细胞正常生理状态所必需的(表2-5)。

表2-5 人体钙的来源

种类	钙剂	优点	缺点
无机钙	贝壳、珠蚌、骨粉为原料制成的活性钙,以碳酸钙、磷酸氢钙为主	含钙量高	溶解度低,很难被人体吸收,导致补钙效率低,人体存积了未被吸收的钙,对人体会产生负面作用
有机酸钙	葡萄糖酸钙、柠檬酸钙、乳酸钙	容易吸收	产生乳酸根,葡萄糖酸根。前者使人疲劳,后者对糖尿病患者有禁忌
氨基酸钙	氨基酸螯合钙	容易吸收,pH值呈中性,无须维生素 D_3 辅助,重金属含量低	暂无

1. 生理功能

(1)构成骨骼和牙齿:骨骼和牙齿是人体中含钙最多的组织。在正常情况下,骨骼钙和混溶钙池中的钙循环,使骨骼不断更新。幼儿骨骼每 1~2 年更新 1 次;成年后每年更新 2%~4%,约 700 mg/d,10~12 年更新 1 次;40~50 岁以后,钙在骨中含量逐渐下降,每年减少约为 0.7%,且女性早于男性,女性在停经后加速减少程度。

（2）维持神经肌肉的兴奋、神经冲动的传导、心脏的正常搏动。

（3）促进体内某些酶活性钙对许多参与细胞代谢的大分子合成、转运酶都有调节作用，如三磷酸腺苷酶、琥珀酸脱氢酶、脂肪酶及某些蛋白质分解酶等。

（4）其他作用：如参与血凝过程、激素分巡、维持体液酸碱平衡及细胞内胶质的稳定性。

2. 需要量及食物来源

钙需要量与蛋白质的摄入水平有关，老年人均需适当增加钙的供给量。钙可观察到的无副作用水平为 1500 mg/d。奶与奶制品含钙丰富，吸收率也高。水产品中小虾皮含钙特别多。豆类及其制品、油料种子和蔬菜含钙也不少，特别是黄豆及其制品、黑豆、赤小豆、各种瓜子、芝麻酱、海带、发菜等钙含量均丰富。

3. 缺乏与过量

钙是人体中含量最多，也是最容易缺乏的矿物质。钙的更新速度随年龄的增长而减慢，骨质的积累主要在 20 岁前完成，在 30~35 岁达到骨密度的峰值，其后骨密度逐渐降低，因此年轻时要充分摄取钙。中年以后补钙虽不能弥补中年以后的钙缺失，但是有助于预防骨质疏松症的发生。钙缺乏症主要表现为骨骼病变，老年人丢失加快，易引起骨质疏松症。老年人注意多食含维生素 D 及钙、磷丰富的饮食，如牛奶、小鱼虾类、藻类、骨汤类、蘑菇类、蛋类及补充钙制剂；适当增加户外活动可以预防骨质疏松症。

治疗骨质疏松症最好的办法是服用大量钙剂，每天 1500 mg

钙加适量维生素 D(5 pg/d)即可。对于继发性骨质疏松症的治疗原则,首先是治疗原发病症,然后再对骨质疏松症进行治疗。

但过量摄入钙也可能产生不良后果,如高钙血症、血管及软组织钙化、肾结石等。膳食中钙摄入量高,吸收量相应增高,但吸收量与摄入量并不成正比。钙随年龄增长吸收率降低。

(1)抑制钙吸收:膳食中的草酸、植酸、磷酸,膳食纤维中的糖醛酸残基、脂肪酸会干扰钙的吸收,例如菠菜、苋菜、空心菜虽然钙含量很高,但因为含较多的草酸导致其生物利用率低;膳食中钙磷比超过 1∶3 时,磷会抑制钙的吸收;咖啡因和酒精的摄入可降低钙的吸收;服用碱性药物如抗酸药、开素达等可干扰钙的吸收。

(2)促进钙吸收:适量蛋白质和一些氨基酸可促进钙的吸收。乳糖、寡糖均有利于钙的吸收。

(二) 铁

铁是人体必需微量元素中含量最多的,总量为 4~5 g,体内铁可分为功能性铁和贮存铁。功能性铁存在于血红蛋白、肌红蛋白及含铁酶中。

1. 生理作用

机体中的含铁化合物可以构成许多具有生物活性的功能蛋白,并发挥相应的生理功能。

(1)参与体内氧的运送和组织呼吸过程。铁是血红蛋白、肌红蛋白、细胞色素、细胞色素氧化酶及某些呼吸酶的成分,参与机体内氧与二氧化碳的转运、交换及组织呼吸。

（2）维持正常的造血功能。红细胞中的铁占机体铁的 2/3。铁在骨髓造血组织中与卟啉结合形成高铁血红素,再与珠蛋白合成血红蛋白。缺铁可影响血红蛋白的合成,甚至影响 DNA 的合成及幼红细胞的增殖,还可使红细胞寿命缩短,自身溶血性增加。

（3）参与其他重要功能。铁参与维持正常的免疫功能,缺铁可引起机体易感性增加,白细胞的杀菌能力降低,淋巴细胞功能受损。但过量铁可促进细菌的生长,对抵抗感染不利。另外,铁可催化 β-胡萝卜素转化为维生素 A,促进嘌呤与胶原蛋白的合成和抗体的产生,促进脂类在血液中转运以及药物在肝脏解毒等作用。

3. 铁缺乏对人体健康的影响

铁缺乏分为三个阶段:第一阶段为铁减少期,贮存铁耗竭,血清铁蛋白浓度下降;第二阶段为红细胞生成缺铁期,血清铁蛋白及血清铁下降,铁结合力上升,运铁蛋白饱和度下降,游离原卟啉浓度上升;第三阶段为贫血期,血红蛋白和红细胞比例下降。

铁缺乏对人体健康的影响主要是贫血;降低抗感染能力;增加机体对铅的吸收;并有易烦躁、易疲劳、头晕、冷漠呆板、恶心、便秘或腹泻及神经精神功能紊乱等症状;可出现自述心慌、气短、头晕、眼花、精力不集中等。

4. 需要量和食物来源

铁在体内可被反复利用,只要从食物中吸收,加以补充,即可满足需要。我国老年人铁的推荐摄入量为 12 mg/d。铁的丰富来源为动物血、肝、大豆等;良好来源为瘦肉、鱼类、红糖、蛋黄、干果等。蛋黄中铁含量较高,但其中的卵黄高磷蛋白可干扰铁的吸收。蔬菜中含铁量不高,油菜、菠菜、韭菜等蔬菜中铁的利用率不高。

5.影响铁吸收的因素

促进铁吸收的因素有:蛋白质类食物能够刺激胃酸分泌,促进铁的吸收;氨基酸,如组氨酸、氨氢酸、胱氨酸可提高铁的吸收;柠檬酸、乳酸、丙酸、琥珀酸以及酒石酸等可促进铁的吸收;维生素 C 是铁吸收的有效促进因子;维生素 A、叶酸等对铁的吸收起到重要的协助作用。

抑制铁吸收的因素包括:某些疾病,如萎缩性胃炎、胃酸缺乏或服用过多抗酸药物时,抑制铁离子释放;肠道微生物的某些分解产物可抑制铁的吸收。

（三）锌

人体内含锌量为 2~3 g,主要存在于肌肉、骨骼、皮肤中。

1. 生理作用

(1)人体许多重要酶或酶激活剂的组成成分。

(2)促进生长发育与组织再生。锌是调节 DNA 复制、翻译和转录,RNA 聚合酶活性所必需的因子,与蛋白质和核酸合成,细胞生长、分裂和分化等过程都有关。

(3)维持生物膜结构和功能。锌可维持细胞膜稳定,减少毒素吸收和组织损伤;对生物膜的屏障功能、转运功能及与受体的结合也有重要作用。

(4)促进食欲。锌可能通过参加构成含锌蛋白即唾液蛋白而对味觉与食欲发生作用。

（5）促进维生素 A 的代谢和生理作用。锌在体内促进视黄醛的合成和构型转化。此外,锌对于维持皮肤健康也是必需的因素。

（6）参与免疫功能。锌能直接影响胸腺细胞增殖,使胸腺素分泌正常,以维持细胞免疫完整性。

2. 锌缺乏对人体健康的影响

锌缺乏表现为生长迟缓、认知行为改变等症状。老年人缺锌常表现为食欲不振、免疫力下降、记忆力减退、创伤不愈合等症状。

3. 需要量与食物来源

我国锌的推荐摄入量:老年男性 12.5 mg/d,老年女性 7.5 mg/d。锌来源广泛,但食物中锌的含量与吸收率有很大差异。海产品、红色肉类、动物内脏是锌的极好来源,干果类、谷类胚芽和麦麸也富含锌。植物性食物含锌较低。食物中大部分锌与蛋白质和核酸结合。按每 100 g 含锌量（mg）计算,以牡蛎最高,达 100 mg 以上;畜禽肉及肝、蛋类 2~5 mg;鱼及其他海产品 1.5 mg 左右;豆类及谷类 1.5~2.0 mg;蔬菜及水果类含量较低,为 1.0 mg 以下。

（四）硒

硒在人体内的总量为 14~20 mg,广泛分布于所有组织和器官中,肝、胰、肾、心、脾、牙釉质及指甲中硒浓度较高,脂肪组织中最低。

1. 生理作用

进入体内的硒绝大部分与蛋白质结合,称为硒蛋白。目前认为只有硒蛋白具有生物功能,且为机体硒营养状态所调节。

(1)构成谷胱甘肽过氧化物酶(GSH-Px)。硒是许多抗氧化酶的必需成分,特别是谷胱甘肽过氧化物酶的重要组成成分,在体内特异地催化还原型谷胱甘肽,与过氧化物如过氧化氢、超氧阴离子等起氧化还原反应,从而保护生物膜免受损害,维持细胞正常功能。硒可与维生素 E 的抗氧化作用相互补充。

(2)增强免疫作用。硒几乎存在于所有免疫细胞中,补硒可明显提高机体免疫力。

(3)保护心血管功能。硒可保护心血管,维护心肌健康。缺硒是克山病重要的发病因素。

(4)促进生长、保护视觉器官及抗肿瘤。缺硒可致生长迟缓。白内障患者及糖尿病性失明者补充硒后,视觉功能有明显改善。动物实验及流行病学调查表明,硒有一定程度的抗肿瘤作用。

(5)解毒作用。硒与金属有很强的亲和力,在体内与重金属,如汞、甲基汞、镉及铅等结合形成金属硒蛋白复合物而解毒,并使金属排出体外。

(6)影响代谢。硒通过脱碘酶调节甲状腺激素,从而影响全身的分解和合成代谢。

2. 需要量与食物来源

我国根据饮食调查结果确定预防克山病硒的最低需要量为男 19 μg/d,女 14 μg/d。动物的肝、肾以及肉类、海产品都是硒的良好食物来源。但食物中的硒含量受当地水土中硒含量的影响很大。硒甲硫氨酸来自植物性食物,硒半胱氨酸来自动物性食物(表2-6)。

表2-6　常见含锌食物　　　　(单位:mg/100g)

食物名称	含硒量	食物名称	含硒量	食物名称	含硒量
芸豆	0.23	菠萝	0.24	牛肉	2.35~5.09
白菜	0.33	橙	0.31	猪肉	10.6
芹菜	0.57	橘	0.22	鸡	12.75
油菜	0.79	梨	0.37	鸭	12.25
黄瓜	0.38	苹果	0.14	鳊鱼	11.59
冬瓜	0.22	葡萄	0.16	草鱼	6.6
丝瓜	0.86	桃	0.24	胖头鱼	19.47
番茄	0.15	大米	1.56~6.50	鸡蛋	23.3
茄子	0.48	面粉	4.05~6.88	鸭蛋	30.7

3. 缺乏与过量

缺硒严重时可出现克山病、大骨节病(图2-1)。缺硒还可影响机体抗氧化系统的功能,成为心脑血管疾病的危险因素之一。过量的硒可引起中毒,中毒症状为头发和指甲脱落,皮肤损伤及神经系统异常,肢端麻木、抽搐等,严重者可致死亡。

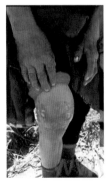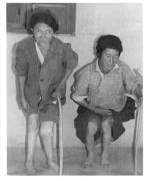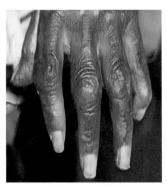

图 2-1　缺硒症状——大骨节病

（五）其他矿物质

除钙、铁、锌、硒外，还有很多矿物质在体内发挥着重要作用（表 2-7）。

表 2-7　其他矿物质

名称	主要生理功能	主要食物来源
磷	构成骨骼、牙齿、细胞膜、核酸的成分；参与能量代谢；调节体内酸碱平衡	瘦肉、蛋、乳、动物内脏、海产品类、坚果
钾	参与糖、蛋白代谢；维持细胞正常渗透压和酸碱平衡；维持神经肌肉的正常功能	蔬菜类、水果类和豆类
钠	维持细胞正常渗透压和酸碱平衡；维持正常血压	食盐、酱油、腌制食品
氯	维持细胞外液的容量与渗透压；维持酸碱平衡；参与血液 CO_2 运输；参与胃酸形成	食盐、酱油、腌制食品
硫	参与构成蛋白质、酶类、肽、激素、软骨素等	蔬菜、水果、豆类、肉类、蛋类
碘	甲状腺素成分；促进生长发育；调节新陈代谢	紫菜、海带、干贝、鲜海鱼等海产品、加碘盐
铜	参与铜蛋白和多种酶的构成；造血；促进结缔组织、头发黑色素的形成；维护中枢神经系统的健康；抗氧化	坚果、肝、牡蛎等
锰	酶的组成成分，酶的激活剂	干果、谷类、豆类
铬	参与糖代谢；促进蛋白质合成和生长发育	谷类、肉类、鱼贝类、坚果类、豆类
氟	构成骨骼和牙齿的成分	茶叶、海产品等

第七节 生命的补充——膳食纤维

膳食纤维是指不能被人体消化吸收的多糖以及非多糖类的木质素。另外,一些不可消化的物质,如植物细胞壁的蜡、角质和不可消化的细胞壁蛋白质、抗性淀粉等也属于膳食纤维的范畴。

膳食纤维可分为不溶性纤维和可溶性纤维(表2-8)。不溶性纤维主要包括纤维素、半纤维素和木质素。可溶性纤维指既可溶解于水,又可以吸水膨胀,并能被大肠中的微生物酵解的一类纤维。常存在于植物细胞液和细胞间质中。常见的可溶性膳食纤维有果胶、树胶、黏胶和部分半纤维素。

表2-8 膳食纤维的分类

分类	存在部位	名称	含量较多的食物
可溶性纤维素	植物细胞内的多糖类物质	果胶	蔬菜、水果、谷类、薯类
		树胶	成熟的水果
		低聚糖	大豆及大豆低聚糖,洋葱、大蒜等
		真菌多糖	香菇、银耳
不溶性纤维素	植物细胞壁的组成成分	纤维素	蔬菜、水果、谷类的皮
		半纤维素	麦麸、豆类、可可
		木质素	豆类、麦麸、可可、草莓及山莓的种子
		甲壳素	虾、蟹壳
		葡萄糖菊糖	菇蕈类、酵母

（一）生物学作用

1.调节胃肠道功能,润肠通便,预防结肠癌

膳食纤维具有吸水膨胀功能,可促进肠蠕动,使粪便膨胀变软,体积增加,缩短粪便在肠内停留的时间,利于排出体内毒素。特别是可溶性膳食纤维能刺激肠道益生菌生长,如双歧杆菌和乳酸菌,降低癌症和痔疮的发病概率。食用膳食纤维较多的食物时,要在充分咀嚼时才能反射性地刺激迷走神经中枢,促使胃肠蠕动及消化液分泌,有利于食物的消化和吸收。

2.降低血糖,预防糖尿病

膳食纤维中的果胶可延缓葡萄糖的吸收速度,使血糖不能快速升高,并可减少体内胰岛素的释放,故适当增加膳食纤维的摄入可作为糖尿病治疗的一种辅助措施。

3.降低血脂和胆固醇,预防冠心病

膳食纤维能吸收胆酸和胆固醇,并促进其从粪便排出,加快胆固醇的代谢,有预防冠心病的作用。

4.防止热能过剩,预防肥胖

膳食纤维体积大能量低,可增加饱腹感,能平衡人体能量、控制体重,预防肥胖。

5.预防胆结石

膳食纤维可以结合胆固醇,促进胆汁分泌、循环,从而预防胆结石的形成。

二、缺乏与过量

短期摄入过低或无膳食纤维摄入可引起便秘;长期摄入过低可增加心脏病、高脂血症、糖尿病、肥胖症发生的风险。过多摄入膳食纤维会引起胃肠胀气和腹胀,降低能量与营养的吸收与利用。

三、需要量与食物来源

我国营养学会提出了老年人膳食纤维的摄入量及范围:低能量膳食 7.52 MJ(1800 kcal)为 25 g/d,中等能量膳食 10.03 MJ(2400 kcal)为 30 g/d,高能量膳食 11.701 MJ(2800 kcal)为 35 g/d。

膳食纤维的主要来源和种类包括:谷类纤维、燕麦纤维、番茄纤维、苹果纤维、魔芋葡聚糖纤维、抗性淀粉等。

第三章
常见食物的营养价值

案例导读

李女士,65岁,确诊糖尿病已经3年了,口服降糖药物,也想配合食疗,希望通过指导了解食物如何搭配,一日三餐怎样吃更合理,吃哪些更有营养。

第一节　谷类的营养价值

现如今,人们越来越注重养生,餐桌上的食物也越来越丰富,但谷类依然是很多人的选择。

一、谷类的营养价值

谷类的营养价值高,有益于人体健康。谷类含蛋白质8%～12%,谷粒外层蛋白质较里层含量高,因此,精制的大米和面粉因过多地去除外皮,使蛋白质含量比粗制的低。例如,整粒稻米蛋白质生理价值为72.7,而精白米的蛋白质生理价值降为66.2。谷类蛋白质中赖氨酸、苯丙氨酸和蛋氨酸含量较低,尤其是小米和面粉中赖氨酸最少。玉米中既缺乏赖氨酸又缺乏色氨酸。因此,应将多种谷物混合食用或将谷类与动物性食物混合食用,以提高谷类蛋白质的生理价值。

谷类脂肪含量较少,约2%,但玉米和小米可达到4%,主要存在于糊粉层及谷胚中,大部分为不饱和脂肪酸,还含有少量磷脂。胚芽油中含有较多的维生素E,有抗氧化作用。

谷类中所含碳水化合物不但量多(70%～80%),而且大部分是淀粉。谷类中的淀粉按其分子结构分为直链淀粉和支链淀粉两种,由于二者溶解度、黏度、易消化程度的差别,以及在不同谷类中所占的比例不同,直接影响了它们的加工特点与食用风味。谷类碳水化合物的利用率较高,是人体热能的主要来源。

谷类是B族维生素的重要来源,其中维生素B_1、微生素B_2和烟酸较多。小米、玉米中含有胡萝卜素。谷类胚芽中含有较多量的维生素E,这些维生素大部分集中在胚芽、糊粉层和谷皮里。因此,精白米、面中维生素含量很少。

谷类的无机盐含量为 1.5% 左右,其中主要是磷和钙。此外,还含有较多的镁。谷类的无机盐也大都集中在谷皮和糊粉层,粗制的米和面由于保留了部分麸皮,无机盐的含量较精制的高。谷类所含的钙和磷,绝大部分以植酸盐形式存在,植酸盐不易被机体吸收利用。有研究表明,谷类中含有植酸酶,可分解植酸盐释放出游离的钙和磷,增加钙、磷的利用率。该植酸酶在 55 ℃ 环境下活性最强,当米、面在经过蒸、煮或焙烤时,约有 60% 的植酸盐可水解而被吸收利用。

二、吃谷类的益处

(1)燕麦"麦芒"不会伤胃。所谓燕麦的"麦芒",并不是我们常说的"针尖对麦芒"的那个尖尖的小结构,而是燕麦去壳籽粒表皮的茸毛。燕麦食品在制作过程中本来就有去毛这一程序,我们如果购买的是正规商家的产品,就不需要担心这个"麦芒"的问题了。

(2)全谷物食品营养更全面。全谷物食品通常指用没有去皮的谷物磨成的粉做的食物,包括糙米、燕麦片、全麦面包等。我们常吃的普通面粉的主要营养成分是淀粉、蛋白质和少量维生素,而维持机体健康所需的大量维生素、矿物质则蕴含在麸皮里,所以全谷物食品能给人体更全面的营养。

(3)膳食纤维有益于控制血糖、血脂。谷类中的膳食纤维对糖尿病及高血脂患者的健康益处有比较明确的医学证据。这主要归功于膳食纤维不能被人体吸收的特性,不能被吸收也就不会产生热量,而且摄入的膳食纤维还会延缓胃部排空,增加饱腹感,对于控制血糖及血脂都很有帮助。

不过,全谷物食品作为粗粮,如果做得不够熟烂、过量食用或者咀嚼不充分,会给肠胃带来负担,肠胃功能较弱的幼儿、老人可能会出现消化不良、腹胀等不适症状。

糖尿病患者、心脑血管病患者和营养过剩的人可多吃全谷物食品。普通人可以适当搭配食用全谷物食品,但更重要的还是饮食多样化、营养均衡。

三、全麦面包

全麦面包是指用没有去掉外面麸皮和胚芽的全麦面粉制作的面包,有别于用精白面粉制作的一般面包。麸皮部分富含 B 族维生素、蛋白质和膳食纤维,但质地粗糙,口感不佳。只有含胚芽、胚乳和麸皮三部分的面粉才是真正的全麦粉,其色黑、质粗、肉眼可见麸皮,使用时要与一定比例的精白面粉混合,保质期较短。

全麦面包使用的全麦面粉因为经过较少的加工程序,因此保留了大部分的营养元素。它含有丰富的粗纤维、维生素 E 和 B 族维生素,锌、钾等矿物质含量也很丰富,比普通面包更易发霉变质,购买后一定要妥善保存,最好即买即食。

1. 主要功效

全麦面包富含的 B 族维生素,对疲倦、腰酸背痛、食欲不振、脚气病、癞皮病及各种皮肤病均有一定的预防作用。全麦面包中的高吸水性纤维,能使食物膨胀,增加粪便的体积,促进胃肠的蠕动,有利于正常排泄,对便秘有一定的预防作用。麦麸中的水溶性膳食纤维的黏度较高,会与其他一起摄入的食物混合而呈胶状,与糖类分子结合在一起可以减缓碳水化合物的吸收速度,维持较长时间的饱腹感,从而帮助保持人体血糖浓度的稳定。

研究表明,经常将全麦和粗纤维食品作为主食的人的胰岛素敏感性比较好,不容易产生胰岛素抗性和"代谢综合征"等问题,从而降低了患2型糖尿病和心血管疾病的机会。在日常饮食中增加全麦食品的比重并不会引起饮食结构的重大变动,却会给人体带来很大的健康益处。

2. 食用注意事项

因全麦面包中所含膳食纤维丰富,常被减肥者青睐。但是事物总有两面性,如果过分单一食用全麦食品,会造成人体摄入营养不均衡。所以,无论是将全麦面包作为早餐,还是中餐、晚餐,都应该适当搭配些肉类、鸡蛋、奶类、坚果类食物以及足量蔬菜,以确保膳食均衡。

全麦面包中淀粉和糖约占60%,植物蛋白质超过10%,另外还含有矿物质、维生素和膳食纤维。早餐时,吃几片全麦面包,再搭配一杯牛奶,有条件可再加点水果和蔬菜,营养摄入更全面。

虽说全麦面包的营养价值比普通面包高,且具有一定的保健价值,但也不是多多益善。很多人在广告的误导下,认为全麦面包吃了不会发胖,就毫无节制地大吃特吃。其实,全麦面包吃多了还是会胖的,因为它也是有热量的,只是吃全麦面包产生的热量比一般面包少且更容易有饱腹感。而且大多数面包制作时都会添加一些黄油、植物油、人造奶油、起酥油等,全麦面包也不例外。鉴于此,在选购全麦面包的时候一定要看清配料表和营养成分表,选择不额外添加或少添加糖分和油脂的全麦面包。全麦面包虽然富含膳食纤维、维生素、矿物质等,但并不能提供人体必需的所有营养素。因此,日常的饮食摄入还是要注意多样化,以获得全面营养。

第二节　豆类及其制品的营养价值

豆类(图3-1)作为辅助食物,其食用历史也十分悠久,民间就有"每天吃豆三钱,何需服药连年"的谚语,意思是说如果每天都能吃点豆类,可以有效抵抗疾病。

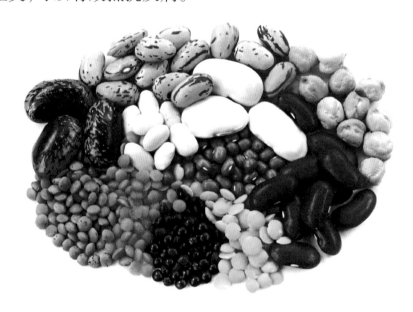

图3-1　豆类举例

一、豆类的营养价值

豆类的营养价值非常高,我国传统饮食讲究"五谷宜为养,失豆则不良",意思是说五谷是有营养的,但没有豆子就会失去平衡。现代营养学也证明,每天坚持食用豆类食品,只要两周的时间,人体就可以减少脂肪含量,增加免疫力,降低患病的概率。

此外,跟肉类相比,豆类蛋白质丰富且不含胆固醇,对人体不利的饱和脂肪酸含量也很低,对健康更为有利。

1. 黄豆

黄豆在豆类中向来有"伟大之豆"的美称,故又名大豆。黄豆是豆类中营养价值最高的一种营养丰富且所含成分较为齐全。

每100 g黄豆中蛋白质为36.3 g,500 g黄豆的蛋白质含量,相当于1000 g瘦肉、500 g鸡蛋或6000 g牛奶中的蛋白质含量。所以,黄豆也被称为"植物肉""色乳牛"。黄豆的蛋白质中氨基酸组成比较接近人体需要,属完全蛋白,其中赖氨酸含量较多。在我国,人们一般以谷类为主食,因此若在食用谷类食物的同时,适量地食用些黄豆,则具有蛋白质的互补作用。

2. 红豆

红豆补心脏。红豆被李时珍称为"心之谷"。红豆含有较多的膳食纤维,具有润肠通便、降血压、降血脂、解毒抗癌、预防结石、健美减肥的作用,同时有良好的利尿作用。

3. 绿豆

绿豆汤是防暑佳品,绿豆清热解毒,消解嘴唇干燥、嘴部生疮、痱子、暗疮等特别有效,多食还可以保持眼睛免遭病菌侵害,达到明目美眼的功效。

4. 黑豆

中医认为,黑豆味甘性平,有补肾强身、活血利水、解毒的功效,特别适合肾虚者食用。此外,黑豆还有"乌发娘子"的美称,用它制成的豆浆、豆腐等,是肾虚导致的须发早白、脱发患者的食疗佳品。

5. 豌豆

中医认为,豌豆性味甘平,有补中益气、利小便的功效,是脱肛、慢性腹泻、子宫脱垂等中气不足的食疗佳品。中医典籍《日用本草》中有豌豆"煮食下乳汁"的记载,因此,哺乳期女性多吃点豌豆可增加奶量。此外,豌豆含有丰富的维生素 A 原,食用后可在体内转化为维生素 A,有润肤的作用,皮肤干燥者应该多吃。但豌豆吃多了容易腹胀,消化不良者不宜大量食用。

6. 豇豆

豇豆分为长豇豆和饭豇豆两种。长豇豆即我们说的长豆角,常作为蔬菜食用;饭豇豆可以和大米一起煮粥或制作豆沙馅。中医认为,豇豆性味甘平,有健脾和胃、补肾止带的功效,特别适合脾胃虚弱所导致的食积、腹胀以及肾虚遗精、白带增多者食用。

7.芸豆

芸豆又叫菜豆,味甘平、性温,有温中下气、利肠胃、止呃逆、益肾补元气等功效。它不仅富含蛋白质及钙、铁等多种微量元素,还有高钾、高镁、低钠的特点,特别适合心脏病患者和患有肾病、高血压等需低钠及低钾饮食者食用。食用注意必须煮熟、煮透,否则会引起中毒。

8.蚕豆

蚕豆性味甘平,有健脾利湿的功效,特别适合脾虚腹泻者食用。但蚕豆不可生吃,也不可多吃,以防腹胀。特别需要注意的是,少数人吃蚕豆后会发生急性溶血性贫血,也就是俗称的"蚕豆黄病",应尽快送医院救治。

9.鹰嘴豆

鹰嘴豆的食疗作用特别突出。它盛产于中国新疆,因豆子的外形酷似鹰头而得名。它有止泻、解毒、强身等作用,富含异黄酮、鹰嘴豆芽素等活性成分和膳食纤维,有降血糖的作用,还可以用来治疗支气管炎、黏膜炎、便秘、痢疾、肠胃胀气、皮肤瘙痒、糖尿病、高血脂等疾病。此外,鹰嘴豆还含有丰富的抗炎症功能因子,有炎症的人可多食用鹰嘴豆粥。

二、豆制品的营养价值

豆制品是以大豆、小豆、青豆、豌豆、蚕豆等豆类为主要原料，经加工而成的食品。大多数豆制品是大豆的豆浆凝固而成的豆腐及其再制品。

中国是大豆的故乡，中国栽培大豆已有五千年的历史。同时也是最早研发生产豆制品的国家。中国古代劳动人民利用各种豆类创制了许多影响深远、广为流传的豆制品。

豆制品主要分为两大类，即以大豆为原料的大豆食品和以其他杂豆为原料的其他豆制品。大豆食品包括大豆粉、豆腐、豆腐脑、豆浆、豆腐皮、油皮、豆腐干、腐竹、素鸡、素火腿、发酵大豆制品、大豆蛋白粉及其制品、大豆棒、大豆冷冻食品、豆芽菜等。发酵性豆制品如天贝、腐乳、豆豉、酸豆浆等。

因大豆经过加工，不仅蛋白质含量不减，而且还提高了消化吸收率。同时，各种豆制品美味可口，促进食欲。豆芽菜中还含有丰富的维生素 C，在缺菜的冬春季节可起调剂作用。

豆腐，因制作时使用盐卤，从而增加了钙、镁等无机盐的含量，适合缺钙者食用。

豆制品的营养主要体现在其丰富的蛋白质含量上。豆制品所含人体必需氨基酸与动物蛋白相似，同样也含有钙、磷、铁等人体需要的矿物质，含有维生素 B_1、维生素 B_2 和纤维素。而豆制品中却不含胆固醇，因此，有人提倡肥胖、动脉硬化、高脂血症、高血压、冠心病等患者多吃豆类和豆制品。对健康群体而言,营养来源单一是不可取的,豆制品可以作为蛋白质的来源之一。豆制品是平衡膳食的重要组成部分。

三、豆制品的饮食禁忌

豆制品虽然营养丰富,色香味俱佳,但也并非人人皆宜,患有以下疾病者应当忌食或者少吃:

(1)消化性溃疡:严重消化性溃疡患者不要食用黄豆、蚕豆、豆腐丝、豆腐干等豆制品,因为其中嘌呤含量高,有促进胃液分泌的作用;整粒豆中的膳食纤维还会对胃黏膜造成机械性损伤。

(2)胃炎:急性胃炎和慢性浅表性胃炎患者也不要食用豆制品,以免刺激胃酸分泌和引起胃肠胀气。

(3)肾脏疾病:肾炎、肾功能衰竭和肾脏透析患者应采用低蛋白饮食,为了保证身体的基本需要,应在限量范围内选用适量含必需氨基酸丰富而含非必需氨基酸低的食品,与动物性蛋白质相比,豆类含非必需氨基酸较高,故应禁食。

(4)糖尿病肾病:引起糖尿病患者死亡的主要并发症是糖尿病肾病,当患者有尿素氮潴留时,也不宜食用豆制品。

(5)伤寒病:尽管长期高热的伤寒患者应采取高热量高蛋白饮食,但在急性期和恢复期,为预防出现腹胀,不宜饮用豆浆,以免产气。

(6)急性胰腺炎:急性胰腺炎发作时,可饮用高碳水化合物的清流质,但忌用能刺激胃液和胰液分泌的豆浆等。

（7）痛风：痛风的发病机制是嘌呤代谢紊乱，以高尿酸血症为重要特征。高蛋白高脂肪膳食容易引起痛风，因此在急性期要禁食含嘌呤多的食物，其中包括干豆类及豆制品，即使在缓解期也要有限制地食用。

（8）半乳糖及乳糖不耐受症：由于这类患者体内缺乏与半乳糖和乳糖分解、代谢有关的酶，在饮食上应忌食含乳糖的食物。豆类食品中的水苏糖和棉籽糖在肠道分解后可产生一部分半乳糖，所以严重患者应禁用豆制品，以免加重病情。

第三节　坚果类的营养价值

随着人们生活的富裕，坚果也越来越多地被人们选择。坚果（图3-2）是指具有坚硬外壳的木本类植物的籽粒，包括核桃、板栗、杏仁、腰果、榛子、南瓜子、夏威夷果、松子等，坚果是一类很有营养价值的食品。

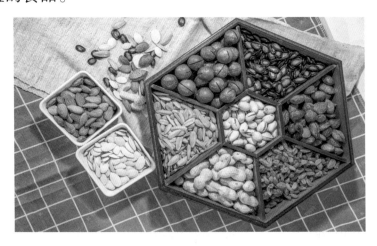

图3-2　坚果举例

一、坚果的营养价值

1. 坚果含有较多优质不饱和脂肪酸

依据坚果的营养价值不同,可以将坚果分为两大类:一类为油脂类坚果,如核桃、花生、松子等;另一类为淀粉类坚果,如板栗、莲子等。整体而言,油脂类坚果营养素含量比较丰富,富含多不饱和脂肪酸、维生素 E、锌等,油脂类坚果中油脂含量可高达 40%~73%。坚果中含有的油脂以不饱和脂肪酸为主,包括单不饱和脂肪酸和多不饱和脂肪酸,多不饱和脂肪酸主要是亚油酸和亚麻酸,如常见的核桃脂肪含量为 60% 以上,亚油酸可高达 47%~73%,并富含亚麻酸和油酸。亚油酸和亚麻酸都是人体代谢所必需,但人体不能自身合成的必需脂肪酸,必须不断由食物供给。亚油酸是维持人体健康所必需的脂肪酸,它的衍生物是某些前列腺素的前体,并且它能与血液中的胆固醇结合,生成熔点低的酯,易于乳化、输送和代谢,不易在血管壁上积集沉淀物,具有预防动脉硬化、高胆固醇血症的作用。α-亚麻酸属于 ω-3 系多不饱和脂肪酸,在人体生物酶的作用下,通过肝脏,可代谢产生人体必需的、保健功能更强的多不饱和脂肪酸——二十碳五烯酸(EPA)和二十二碳六烯酸(DHA)。

2. 坚果含有优质蛋白

很多坚果都富含蛋白质,常见的如核桃、松子、杏仁、榛子、腰果、开心果、花生、葵花子的蛋白质含量分别达到了 12.8%、12.6%、

22.5%、15.6%、24.0%、20.6%、24.8%和23.9%。坚果中组成蛋白质的必需氨基酸种类比较齐全,基本包含人体所需的9种必需氨基酸。例如榛子所含有的氨基酸中,人体必需的9种氨基酸含量占其蛋白质组成的50%左右,它富含的天冬氨酸和精氨酸可以增强精氨酸酶活性,排除血液中的氨,调节免疫系统,从而增强免疫力。

3. 坚果中含有人体必不可少的维生素

大多数坚果都富含维生素E和B族维生素,有的坚果还富含胡萝卜素。常见的坚果如香榧(熟)、葵花子、山核桃(干)的维生素E含量高达114.16 mg/100 g、79.09 mg/100 g和65.55 mg/100 g。很多坚果富含B族维生素,常见的坚果如葵花子、花生和榛子(干)的维生素B_1含量分别达到了1.89 mg/100 g、0.72 mg/100 g和0.62 mg/100 g,葵花子还富含维生素B_6(1.25 mg/100 g),核桃的维生素B_6含量为0.73 mg/100 g。研究表明,维生素E可以消除自由基,防止机体氧化。此外,维生素E缺乏一定程度上会增加癫痫性发作的频率,适当补充维生素E可降低癫痫性发作的频率。维生素B_1的缺乏可引起心脏功能不全、出现脚气病症状,维生素B_6的缺乏可能会导致皮肤脂溢性皮炎。

4. 坚果含有矿物质与膳食纤维

矿物质可以提高老年人的自然杀伤细胞活性,其对肿瘤细胞和感染细胞的免疫起到重要作用,其中硒元素和锌元素影响较大。坚果中,葵花子(熟、原味)每100 g含有7.45 mg锌元素和

56.68 μg 硒元素,南瓜子(炒)每 100 g 含有 7.12 mg 锌元素和 27.03 μg 硒元素,西瓜子(炒)每 100 g 含有 6.76 mg 锌元素和 23.44 μg 硒元素,比其他坚果高。榛子、夏威夷果、巴旦木中含有丰富的膳食纤维,能有效促进肠蠕动,有利于消化。

二、坚果能量棒的做法

（1）把核桃仁、大杏仁、南瓜仁还有麦片都放进烤盘里,铺成一层。然后放进烤箱里 190 ℃ 烤 10 min 左右,让所有坚果都烤出香味即可。

（2）烤好之后取出坚果,放凉一些,然后用刀把其中大颗粒的坚果切碎。切好的坚果碎放进大碗里,并放入蔓越莓干和燕麦片。

（3）做糖浆,糖浆可以很好地把麦片和坚果碎粘合在一起。依次把红糖、肉桂粉、蜂蜜还有麦芽糖都放进不粘奶锅里,开小火,煮到红糖和麦芽糖完全融化即可。

（4）把煮好的糖浆倒进刚才的大碗里,用刮刀趁热快速搅拌,让糖浆跟麦片坚果碎充分混合均匀。

（5）准备一个烤盘,因为有糖浆,所以在烤盘底部垫上一层油纸,防止粘底,然后把混合好的麦片坚果碎都倒在烤盘上,并用刮刀把麦片坚果碎压实,整理平整,这样出来的成品会比较好看,形状比较规整,也比较好入口。然后再次放进烤箱里 160 ℃ 烤 30 min。

（6）烤好后取出,放凉至跟手温差不多（不要放太凉,容易切碎),用刀切成合适的长条状,宽度差不多跟厚度一样就可以。切好之后,在外面包上一层油纸,方便保存携带。

第四节　水果蔬菜的营养价值

水果(图 3-3)是指多汁且可直接生吃的植物果实,不但含有丰富的营养且能够帮助消化。水果有降血压、减缓衰老、减肥瘦身、皮肤保养、明目、抗癌、降低胆固醇、补充维生素等保健作用。

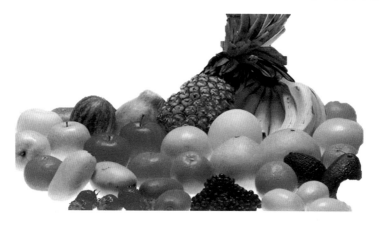

图 3-3　常食水果

一、水果的营养价值

水果含有丰富的维生素 C、维生素 A、维生素 E、叶酸和微量元素钾、镁及食物纤维等营养成分,而热量很低还含有丰富的膳食纤维。

猕猴桃、鲜枣、草莓、枇杷、橙子、橘子、柿子、蓝莓等含有丰富的维生素 C。以 100 g 水果的维生素 C 含量来计算,猕猴桃含

420 mg,鲜枣含 380 mg,草莓含 80 mg,橙子含 49 mg,枇杷含 36 mg,橘子、柿子各含 30 mg。香蕉、桃子各含 10 mg,葡萄、无花果、苹果各自只含 5 mg,梨仅含 4 mg。另外,还有一些因素影响着水果中维生素 C 的含量。比如,一些水果为了预防虫害及日晒,在生长过程中常用纸袋包裹起来,结果造成维生素 C 含量减少;夏季水果丰收,储藏于冷库,冬天出售时,水果的维生素 C 含量也会减少;现代家庭一般都有冰箱,许多人喜欢买大量水果放入,但水果存放的时间越长,维生素 C 损失就越多。

水果也有许多功效,不同的水果作用不同。山楂、西瓜、梨、菠萝可以降血压。猕猴桃中所含的氨基酸能帮助人体制造激素,减缓衰老。有些水果中含有丰富的食物纤维,有助于促进身体的新陈代谢以及帮助抑制食欲,起到减肥瘦身的作用,如苹果、西柚、火龙果、榴莲等。

人的面部天天暴露在外,受空气中有害物质的损伤和紫外线的照射,以致毛细血管收缩,皮脂腺分泌减少,皮肤变得干燥、脱水。水果中含丰富的抗氧化物质维生素 E 和微量元素,可以滋养皮肤,其美容效果可不是一般的化妆品可比的。保养皮肤的水果有香蕉、芒果、哈密瓜、草莓、橙子、苹果、柠檬。

人的眼底分布着许多毛细血管,维生素 C 可以使眼底供血得到保证。所以富含维生素 C 的猕猴桃、柠檬可以保护眼睛。

平时饮食中多摄入水果,可降低患乳腺癌、前列腺癌和肺癌的风险。这是因为水果中含有人体所必需的微量元素。抗癌的水果有香蕉、猕猴桃、葡萄、橙子、苹果、柠檬。

苹果、西柚、山楂可降低胆固醇。草莓富含维生素 C 以及胡萝卜素，还含有丰富的果胶和膳食纤维，帮助消化、清洁肠、强固肝脏，也是不可忽略的排毒水果。

苹果除了有丰富的纤维能促进肠道蠕动外，它所含的半乳糖醛酸对排毒很有帮助；果胶则能避免食物在肠内腐化。经常食用不同颜色的苹果，效果更好。

紫色葡萄也具有排毒的功效，它能帮助肝、肠、胃、肾清除体内的垃圾，因此有"清道夫"的美称，但热量有点高。

樱桃具有一定的药用价值，能清除体内毒素，对肾脏排毒具有相当的功效，同时还有温和通便的作用。

二、水果的清洗

很多人不重视水果的清洗，简单地用水冲冲就吃。其实，水果属于植物，果实细嫩多汁，有的植株还比较低矮，这些都导致它容易受病虫害和微生物的侵袭。因此，种植水果的过程中，为保证水果的产量要经常使用农药肥料等。这些农药、肥料以及病菌等，很容易附着在水果的表面，如果清洗不干净，很可能引发腹泻，甚至农药中毒。要把水果洗干净，最好用自来水不断冲洗，流动的水可避免农药渗入果实中。洗水果时，千万注意不要把水果蒂摘掉，去蒂的水果若放在水中浸泡，残留的农药会随水进入果实内部，造成更严重的污染。另外，也不要用洗涤灵等清洁剂清洗、浸泡水果，这些清洁剂很难清洗干净，容易残留在水果上，造成二次污染。

（1）葡萄。葡萄表面有一层白霜（果粉，是葡萄成熟期自然出现的），手重了易洗烂，手轻了洗不掉，清洗时可把葡萄放在水里，然后放入两勺面粉或淀粉，只需来回倒腾，面粉和淀粉都是有黏性的，能把果子上的脏东西都给带下来。

（2）苹果。许多人吃苹果喜欢连皮一起吃，但现在许多保鲜技术让苹果表面的残留化学物质不易清洗。这里有个小窍门：苹果过水浸湿后，在表皮放一点盐，然后双手握着苹果来回轻轻地搓，这样表面的脏东西很快就能搓干净，然后再用水冲干净，就可以放心吃了。

（3）草莓。先用流动自来水连续冲洗几分钟，把草莓表面的病菌、农药及其他污染物除去大部分。注意，不要先浸在水中，以免农药溶出在水中后再被草莓吸收，并渗入果实内部。再把草莓浸在淘米水（宜用第一次的淘米水）及淡盐水（一面盆水中加半调羹盐）中浸泡 3 min，它们的作用是不同的，碱性的淘米水有分解农药的作用，淡盐水可以使附着在草莓表面的昆虫及虫卵浮起，便于被水冲掉，且有一定的消毒作用。然后用流动的自来水冲净淘米水和淡盐水以及可能残存的有害物；最后用净水（或冷开水）冲洗一遍即可。

另外，在洗草莓前不要把草莓蒂摘掉，以免在浸泡过程中让农药及污染物通过"创口"渗入果实内，反而造成污染。

三、蔬菜的营养价值

蔬菜（图3-4）是指可以做菜、烹饪成为食品的一类植物或菌类，蔬菜是人们日常饮食中必不可少的食物之一。蔬菜可提供人体所必需的多种维生素和矿物质等营养物质。人体必需的维生素C的90%、维生素A的60%来自蔬菜。蔬菜的营养物质主要包含矿物质、维生素、膳食纤维等，这些物质的含量越高，蔬菜的营养价值也越高。此外，蔬菜中的水分和膳食纤维的含量也是重要的营养品质指标。通常，水分含量高、膳食纤维少的蔬菜鲜嫩度较好，其食用价值也较高。

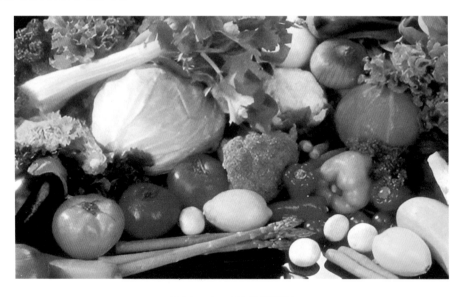

图3-4　常食蔬菜

（一）蔬菜的分类

我们用食用器官分类法来区分蔬菜。

1. 根菜类:以肥大的根部为产品的蔬菜

（1）肉质根——以种子胚根生长肥大的主根为产品,如萝卜、胡萝卜、根用芥菜、芜菁甘蓝、芜菁、辣根、美洲防风等。

（2）块根类——以肥大的侧根或营养芽发生的根膨大为产品,如牛蒡、豆薯、甘薯、葛等。

2. 茎菜类:以肥大的茎部为产品的蔬菜

（1）肉质茎类——以肥大的地上茎为产品,有莴笋、茭白、茎用芥菜、球茎甘蓝(苤蓝)等。

（2）嫩茎类——以萌发的嫩芽为产品,如石刁柏、竹笋、香椿等。

（3）块茎类——以肥大的块茎为产品,如马铃薯、菊芋、草石蚕、银条菜等。

（4）根茎类——以肥大的根茎为产品,如莲藕、姜、襄荷等。

（5）球茎类——以地下的球茎为产品,如慈姑、芋、荸荠等。

（6）鳞茎类——由叶鞘基部膨大形成鳞茎,如洋葱、大蒜、胡葱、百合等。

3. 叶菜类:以鲜嫩叶片及叶柄为产品的蔬菜

（1）普通叶菜类——小白菜、叶用芥菜、乌塌菜、薹菜、芥蓝、荠菜、菠菜、苋菜、番杏、叶用甜菜、莴苣、茼蒿、芹菜等。

（2）结球叶菜类——结球甘蓝、大白菜、结球莴苣、包心芥菜等。

（3）辛香叶菜类——大葱、韭菜、分葱、茴香、芫荽等。

4.花菜类:以花器或肥嫩的花枝为产品的蔬菜

如金针菜、朝鲜蓟、花椰菜、紫菜薹、芥蓝等。

5.果菜类:以果实及种子为产品的蔬菜

(1)瓠果类——南瓜、黄瓜、冬瓜、丝瓜、苦瓜、蛇瓜、佛手瓜等。

(2)浆果类——番茄、辣椒、茄子。

(3)荚果类——菜豆、豇豆、刀豆、豌豆、蚕豆、毛豆等。

(4)杂果类——甜玉米、菱角、秋葵等。

蔬菜中还有多种植物化学物质是被公认的对人体健康有益的成分,如类胡萝卜素、二丙烯化合物、甲基硫化合物等,许多蔬菜还含有独特的微量元素,对人体具有特殊的保健功效,如西红柿中的番茄红素、洋葱中的前列腺素等。研究发现,蔬菜中有许多维生素、矿物质微量元素以及相关的植物化学物质、酶等都是有效的抗氧化剂,所以蔬菜不仅是低糖、低盐、低脂的健康食物,同时还能有效减轻环境污染对人体的损害,同时蔬菜还对各种疾病起预防作用。

十字花科甘蓝类蔬菜,如青花菜、花菜、甘蓝、叶甘蓝、芥蓝等含有吲哚类(13C)萝卜硫素、异硫氰酸盐、类胡萝卜素、维生素C等,对防治肿瘤、心血管病有较好的作用,特别是青花菜。

芦笋含有丰富的谷胱甘肽、叶酸,对防止新生儿脑神经管缺损,预防肿瘤有良好作用。

胡萝卜中含有丰富的类胡萝卜素及大量可溶性纤维素,有益于保护眼睛提高视力,可降低血胆固醇,可减少癌症与心血管病的发病风险。

葱蒜类蔬菜含丰富的二丙烯化合物、甲基硫化物等多种功能植物化学物质,有利于防治心血管疾病,常食可预防癌症,还有消炎杀菌等作用。

茄果类蔬菜,番茄中丰富的茄红素是高抗氧化剂,能降低前列腺癌及心血管疾病的发病风险。茄子中含有多种生物碱,有抑癌、降低血脂、杀菌、通便作用。辣椒、甜椒含丰富维生素、类胡萝卜素、辣椒多酚等,能增强血凝溶解,有天然阿司匹林之称。

芹菜是一二年生草本植物。芹菜中含有芹菜油、蛋白质、无机盐和丰富的维生素。除做蔬菜外,中医上还有止血、利尿、降血压等功能。

黄瓜所含的蛋白酶有助于人体对蛋白质的吸收。

辣椒,又叫番椒、海椒、辣子、辣角、秦椒等,是一种茄科辣椒属植物。辣椒属为一年或多年生草本植物。果实通常呈圆锥形或长圆形,未成熟时呈绿色,成熟后变成鲜红色、黄色或紫色,以红色最为常见。辣椒的果实因果皮含有辣椒素而有辣味,能增进食欲。辣椒中维生素 C 的含量在蔬菜中居第一位。小小一棵辣椒中,维生素 A、B 族维生素、维生素 C、维生素 E、维生素 K、胡萝卜素、叶酸等维生素全都包括了。其次,辣椒中还含有钙和铁等矿物质以及膳食纤维。

绿色蔬菜中含有丰富的叶酸,而叶酸已被证实为防止胎儿神经管畸形的"灵丹"之一。同时,大量的叶酸可有效清除血液中过多的同型半胱氨酸而起到保护心脏的作用。绿色蔬菜还含有丰富的维生素 C、维生素 B_1、维生素 B_2、胡萝卜素及多种微量元素。对高血压及失眠者有一定的镇静作用,并有益肝脏。绿色蔬菜还含有酒石黄酸,能阻止糖类变成脂肪。

根据相关的国家医学机构研究表明:人应该每天至少食用1000 g 左右的蔬菜。

(二) 蔬菜的烹饪

蔬菜需要加工才能够食用,如果加工不当(例如清洗、烹调等),其中的营养素就很容易流失。蔬菜更加有营养的加工烹饪方法如下:

(1)蔬菜应先洗后切。蔬菜中大量的维生素 C 是水溶性维生素,很容易溶解于水中,如果整个清洗后再切,可减少维生素 C 和其他水溶性维生素的流失。反之,如果将切好的菜放入水中,甚至泡在水中,则增加了蔬菜与水的接触面积,固然使大量的维生素 C 随水而去。

(2)蔬菜不宜用清洁剂清洗。很多人为了能够洗净蔬菜上的残留农药,会用清洁剂清洗。其实,当蔬菜快要成熟的时候就不会再打农药了,而在这期间残留农药早就随空气飘走了,所以直接用清水清洗即可。清洁剂是很难从蔬菜表层清洗掉的,除非洗上几十次,最后蔬菜也洗烂了,各种营养素也没了,而且还浪费了大量的时间。

(3)一些带皮的蔬菜最好连皮一起吃,如茄子、萝卜等。因为皮中的维生素含量要比里面的肉含量高,所以建议大家在吃的时候不要削皮,这样既避免了营养素的流失又节省了时间。

（4）在蔬菜烹调过程中，最好用大火去炒，因为蔬菜加热的时间越长，其中的营养素流失就越多。例如水溶性维生素 C、B 族维生素等，它们是怕热的，所以烹调的时间越短越好。

（5）很多人在烹调蔬菜时喜欢放点碱面，其实这是不对的。因为碱可以破坏其中的维生素。如果加点果醋，恰恰可以起到保护维生素的作用。

（6）蔬菜生吃的时候，能更有效地接触人体黏膜细胞，进而更好地发挥作用。同时，生吃蔬菜中的营养物质含量，不仅远远超过熟食，而且具有阻止上皮细胞发生恶变的作用，因此可以阻断致癌物质与宿主细胞的结合。如生蔬菜中的 β 胡萝卜素、木质素、挥发油、酶等，被人体吸收后可以激发巨噬细胞的活力，增强免疫力，把已经癌变的细胞吞噬掉，起到积极的抗癌作用。

（三）水果蔬菜大拌菜的做法

水果蔬菜大拌菜清新爽口，是由几种蔬菜和水果混合而成，加以糖和醋的酸甜可口，是大餐中非常受欢迎的一道凉拌菜。

主料：西柚 1 个，菠萝 1 块，柠檬 1 个，球生菜适量，圣女果 7 颗，苦菊半颗，紫甘蓝适量。辅料：白糖 1 勺，白醋 1 勺。

具体操作步骤：

（1）所有蔬菜和水果清洗干净，可以适量放。

（2）圣女果对半切开。

（3）菠萝、西柚切方块。

（4）紫甘蓝和球生菜撕成块，苦菊揪成段即可。

（5）所有食材放进盆里，柠檬对半切开，把柠檬汁全部挤进盆里。

（6）加白糖、白醋。

（7）充分拌匀即可。

蔬菜和水果也可以选择自己喜欢的种类。糖和白醋的量可以根据自己的口味来放。

第五节　禽畜肉类和水产类的营养价值

动物性食物是人们日常膳食不可或缺的食物种类，其营养价值与植物性食物有很大区别，特别是在蛋白质、脂肪、矿物质和一些维生素等方面，是人体膳食营养的重要来源。然而，现代社会中人类对美味的追求，使得动物性食物的摄入与过去相比大大增加，但这种膳食结构的变化，反而使得我国的膳食模式更趋向于"西方国家"，增加了慢性疾病的患病风险。

一、禽畜肉的区分

从字面上分类，禽畜肉类特指"禽肉"和"畜肉"，禽类多指鸡、鸭、鹅、鹌鹑肉及其制品，畜类多指猪、牛、羊、兔肉及其制品。禽类肌肉一般呈现白色，也叫作白肉；畜肉的肌肉颜色多为粉红色，称为红肉，另外禽畜肉广义上不仅包括动物的肌肉组织，也包括动物内脏。

二、禽畜肉类的营养价值

蛋白质含量为 10%～20%，受动物的种类、年龄、肥瘦程度以及部位影响。大部分肌肉、内脏蛋白均为完全蛋白，蛋白质的生物利用率通常比植物性食物更高。

猪、牛、羊当中，猪肉的蛋白质含量平均为 13%，羊肉其次，牛肉最高，而脂肪含量则以猪肉最高，牛肉最低。猪肉的不同部位脂肪含量也不完全一样，比如猪腩肉（五花肉）脂肪含量大约在 35%，肋骨脂肪含量 59.9%，猪大排脂肪含量 20.4%，而猪里脊的脂肪含量仅有 7.9%。禽类中，鸡肉、鹌鹑肉的蛋白质含量约为 20%，鹅肉约 18%，鸭肉约 16%。

畜禽肉类食物的骨骼中有骨髓，而骨髓当中 90% 是脂肪，所以牛骨髓才会那么腻。而且，畜肉类脂肪以饱和脂肪为主，熔点较高，所以常温下多呈固态，性质稳定，但营养价值并不高。禽肉类脂肪含较多的亚油酸，熔点低，易于消化，营养价值略高于畜肉脂肪。但是鸡鸭皮不宜多吃。

胆固醇的分布规律一般为脑>内脏>肥肉>瘦肉，比如猪脑中胆固醇约为 2571 mg/100 g，内脏约为 200 mg/100 g，肥肉中约为 109 mg/100 g，瘦肉中为 81 mg/100 g。所以一般情况下，正常摄入瘦肉并不用担心胆固醇超标的问题。

动物性食物是矿物质铁、锌、硒的良好来源，尤其是动物内脏。铁的含量以鸭肝和猪肝最为丰富（23～50 mg/100 g），鸭血铁含量也较为丰富(20 mg/100 g),动物性食物中的铁,有一部分是以血红素铁的形式存在,所以是膳食铁的良好来源。脸色苍白,气力总是不足,精力和抵抗力总是差的人群,可以每周吃1~2次动物内脏来获取充足的铁。

营养不良的老年人可适当多吃红肉,其中丰富的铁可以有效避免膳食中铁摄入不足。但推荐每日红肉摄入不超过75 g,毕竟红肉中的饱和脂肪和胆固醇较高,摄入过多会导致肥胖,以及增加各类慢性疾病的风险。

三、如何选择禽畜肉

少吃红肉,增加去皮禽肉和鱼虾,去皮的禽肉和鱼虾脂肪含量更低,并且依旧含有各类优质蛋白,更值得推荐。肉类总量不超标,每天保持90~150 g,约是正常手掌大小,2 cm左右厚度的肉的大小。体力和免疫力较差的特殊人群应该多吃红肉;而慢性病人群和超重肥胖人群应该多吃鱼虾和各类水产。少吃大块肉和高脂肪含量的肉,做好食用量和脂肪摄入量的控制。

四、水产类的营养价值

水产类蛋白质含量一般为15%~25%,平均为18%左右,它们肌纤维大多细短,组织软而细嫩,较禽畜肉更易消化和吸收,更适合年龄较小和年龄偏大的人群。各类水产中蛋白质的氨基酸组成较平衡,与人体需要接近,利用率较高,生物价可达85%~90%。鱼类和甲壳类大多味道鲜美,呈味物质主要是游离的氨基酸、核苷酸等。水产类脂肪含量很低,一般为1%~10%,平均5%,鱼类脂肪多由不饱和脂肪酸组成,占60%以上,熔点低,消化吸收率达95%,其中也富含EPA和DHA,对健康有益。鱼类胆固醇含量一般为60~114 mg/100 g,但鱼籽含量高,为354~934 mg/100 g。

鱼虾含有DHA,DHA全称叫作二十二碳六烯酸,是一种对人体健康有益的多不饱和脂肪酸,尤其对于婴幼儿的大脑神经发育以及立体视觉的形成有益。孕产妇(成人)每周吃鱼两三次,且一餐以上为富含脂肪的海鱼(低汞),每日吃一个鸡蛋,如果不能达到这个量则不能满足DHA的摄入,需要服用DHA补充剂。低汞鱼(水产)包括三文鱼、凤尾鱼、沙丁鱼、马鲛鱼、虾、鱿鱼、磷虾、青鳕鱼、龙虾等。

五、禽畜肉类及水产类食物的搭配

生活中我们常常把许多食物搭配在一起吃会有非常不错的味道。从营养学上讲,荤素搭配有互补性,而且合理的荤素搭配还能加强食疗功效。

(1)牛肉配土豆能强健脾胃,冬天吃牛肉还能暖胃,但牛肉纤维粗,会刺激胃黏膜,放些土豆保护胃,而且土豆的营养也很好;牛肉加芋头补中益气,能缓解便秘。

(2)羊肉配生姜,生姜止痛祛风湿,还能祛羊肉的腥膻味,帮助羊肉发挥温阳祛寒的功效;羊肉加山药补血、强身、通便;加香菜开胃、壮阳。

（3）鱼肉配豆腐，鱼肉苯丙氨酸含量少，而豆腐却相反，两者一起吃，可取长补短。豆腐含钙较多，正好借助鱼肉内的维生素 D，提高人体对钙的吸收率，适合老年人和孕妇食用。

（4）鸡肉配栗子，栗子重在健脾，有利于吸收鸡肉的营养成分，最好选老母鸡汤煨栗子。

（5）鸭肉配山药，补阴、消热、止咳，山药的补阴之力更强，与鸭肉伴食，可消除油腻，补肺。

（6）猪肉配洋葱，降低血液黏稠度，减少吃猪肉脂肪高的副作用。猪肉属于"百搭"荤菜，配冬瓜、百合，有润肠效果；加海带，祛湿止痒；加南瓜，降血糖；加豆苗，利尿、消肿。

六、典型菜肴制作

1. 砂锅鱼头

原料：鱼头、菜心、粉皮、火腿、葱姜。调料：花生油、料酒、盐、味精、胡椒粉、香油。

制作：

(1) 鱼头去鳃，把肚内黑沫刮净。

(2) 粉皮泡软，火腿切片，菜心一开为二。

(3) 砂锅烧热加少许油，加入鱼头略煎一会儿后加入葱姜；加料酒、倒入汤用小火慢炖，快好时放入火腿、粉皮、菜心，加入调料即可。

2. 锅塌白菜

原料:白菜 500 g、猪肉 150 g、鸡蛋 3 个、香菜 10 g。调料:植物油 175 g、香油 5 g、精盐 8 g、味精 3 g、葱 3 g、姜 3 g。

制作:

(1)猪肉剁馅,加入葱末、姜末、精盐、味精拌匀待用。

(2)白菜洗净去叶,放入开水中焯水后捞出,用凉水过凉,取出控净水,然后把白菜帮切成薄片。

(3)把片好的白菜铺在菜板上,再把拌好的肉馅放在白菜帮上,卷成手指粗的菜卷,然后切成 1.5 cm 长的段,立着码在盘内,然后再把鸡蛋打开搅匀,均匀地倒在菜卷上。

(4)锅里放油烧热,将菜卷和鸡蛋一起推入锅内煎,待两面都煎成金黄色时,放入葱、姜,翻面后放精盐、味精、半勺汤(60 g),用小火收至汤汁剩少许时,再翻一次面,撒香菜,淋少许香油,出锅即成。

3. 萝卜炖羊肉

原料:羊肉 500 g、萝卜 1000 g、陈皮 10 g。调料:料酒 15 g、葱 20 g、姜 6 g、盐 3 g、味精 1 g。

制作:

(1)萝卜洗净,去皮切成块状。羊肉洗净切成条或块。陈皮洗净,姜洗净拍破,葱洗净切成段。

(2)起锅加水放入羊肉、陈皮用大火烧开,打去浮沫,改用小火煮半小时,再加入萝卜、姜、葱、料酒、盐,炖至萝卜熟透,加味精,装碗即成。

第六节 蛋奶及其制品的营养价值

鸡蛋的营养价值很高,做法也很多,水煮蛋、煎鸡蛋、茶叶蛋、卤蛋、皮蛋、鸡蛋汤、鸡蛋羹、炒鸡蛋等。鸡蛋的各种做法到底有什么优缺点?哪种最有营养?下面就来聊聊这个事儿。

一、不同蛋类的制作及营养价值

1. 水煮蛋

水煮蛋口味清淡,不需要额外加入油盐,营养保留全面,易消化吸收,属于好吃又健康的一种做法。

煮鸡蛋时,冷水放入鸡蛋,开火,煮到水开后停火;盖上锅盖等待 10 min。捞出鸡蛋,放进凉水中降温。这个时候的蛋黄刚好凝固但又没有过度加热,这样煮的鸡蛋"熟而不老"。

2. 鸡蛋汤

鸡蛋汤的做法是煮。它与水煮蛋在营养上差别不大,也容易消化,尤其适合儿童和老年人食用。稍微不同的是,由于鸡蛋被打散,其中的水溶性维生素(如维生素 B_1、维生素 B_2)及矿物质(如钙、磷)会有所损失。做鸡蛋汤的时候,可以加些其他食材(如菠菜、番茄、丝瓜)一起煮,营养更全面。

3. 鸡蛋羹

鸡蛋羹的做法是蒸。蒸对食物营养的影响和煮相似,只是相比于鸡蛋汤,因为鸡蛋与水的接触较少,所以鸡蛋羹中可溶性营养素的损失也少一些。总体来说,鸡蛋羹口感滑嫩,有营养、易吸收,也是一种很适合儿童及老年人的吃法。不过鸡蛋羹的做法稍微复杂一些,蛋羹中也可以加些牛奶、玉米、银鱼等一起蒸,营养更全面。

4. 炒鸡蛋

正常情况下,炒鸡蛋除了 B 族维生素有所损失,其他营养损失不大。不过相比蒸、煮的方法,高温炒的时候,鸡蛋中的脂肪、胆固醇受热,容易氧化并产生一种叫"糖基化蛋白"的有害物质,不利于心血管健康。炒鸡蛋需要用食用油,也容易油超标。烹调油的摄入量,一般建议每天 25 ~ 30 g,大约满满的白瓷勺两三勺的样子。所以炒鸡蛋的时候尽量少放油、盐,可以加点料酒,让鸡蛋更滑嫩。

5. 煎鸡蛋

煎鸡蛋是不少人喜爱的做法。相比煮、蒸、炒的做法,煎的做法对鸡蛋中营养的破坏更严重。另外,煎鸡蛋的时候也是需要油的,所以,要么少放油,要么少吃煎鸡蛋。煎鸡蛋的时候火候不要过大,时间不可过长。

6. 茶叶蛋

茶叶蛋也叫茶蛋,其中所含的蛋白质、脂类营养等与新鲜鸡蛋相似,但它的钠含量及少量的茶叶成分(如茶多酚、咖啡因等)会稍有增加。

7. 卤蛋

卤蛋种类多,色泽浓郁、吃起来也方便。鸡蛋在卤制过程中,容易受细菌污染,同时会造成 B 族维生素的损失和钠含量的增加,蛋白质、脂类等基本保持稳定。在吃之前,最好充分加热,搭配新鲜蔬菜一起吃。而一些需要控制食盐摄入量的高血压、心血管疾病和肾病患者,不宜经常吃卤蛋。

8. 皮蛋

皮蛋又叫松花蛋,在加工过程中加碱和盐,使钠含量上升,维生素 B_1 和维生素 B_2 破坏较为严重;蛋白质、脂类等营养素与新鲜鸡蛋相似。如果是采用传统方法腌制的皮蛋,因为加了黄丹粉(即氧化铅),还可能导致铅含量增加。所以,相比其他做法来说,皮蛋并不是十分推荐的一种吃法。

二、奶类的营养价值

奶类食品是指动物的乳汁及其制品。奶类营养丰富,食用价值高。奶制品是将鲜奶再经加工而制成,如浓缩奶、奶粉、酸奶、奶酪、奶油等,是幼儿及老年人的最佳营养食品。奶的营养成分随动物的品种、饲养方式、季节变化、挤奶时间不同而有一定差异。奶类除不含纤维素外,几乎含有人体所需的各种营养素。

1. 蛋白质

牛奶中的蛋白质含量比较恒定,在 3.0% ~ 3.5%,羊奶 1.5%,

牦牛奶和水牛奶>4%。牛奶的蛋白质主要由酪蛋白和乳清蛋白组成,其必需氨基酸比例也符合人体需要,属于优质蛋白质。

2. 脂类

乳脂是乳的重要组成部分,乳中含量2.8%~4.0%,乳中磷脂含量为20~50 mg/100 ml,胆固醇含量约为13 mg/100 ml。水牛乳脂肪含量在各种乳类中最高。与其他动物性食品相比,乳脂肪的脂肪酸组成复杂,多达400多种,含有一定量的水溶性挥发性中短链脂肪酸。丁酸是反刍动物特有脂肪酸。这种组成特点是乳脂肪质地柔润,具有特有香气,而且容易消化吸收,因此对患有消化道疾病,肝肾疾病的患者,乳脂肪优于其他油脂。

3. 碳水化合物

乳类碳水化合物的含量为3.4%~7.4%,人乳含量最高,为7.0%,羊乳居中,为5.4%,牛乳最少,为3.4%,主要以乳糖形式存在。对于部分不经常饮奶的成年人来说,体内乳糖酶活性太低,大量食用乳制品后可能引起乳制品不耐症的发生。

4. 矿物质

乳中的矿物质含量为0.7%~0.75%,主要包括钠、钙、磷、铁、锌、钾、碘、镁等多种人体必需的矿物质,大部分与有机酸结合形成盐类,少部分与蛋白质结合或吸附在脂肪球膜上。乳中的矿物质含量因品种、饲料、泌乳期等因素而有差异,初乳中含量最高,常乳中含量略有下降。牛乳中钙含量丰富,而发酵酸奶中钙含量更高。同时乳中钙具有较高的生物利用率,为膳食中最好的天然钙来源。

5. 维生素

乳类是维生素的重要来源,含有几乎所有种类的维生素,但是维生素含量差异较大。总体而言,牛奶是 B 族维生素尤其是维生素 B_2 的良好来源。叶酸含量受季节影响,维生素 D 与光照时间有关。维生素 A 和胡萝卜素含量与饲料关系密切。脂溶性维生素存在于牛奶的脂肪部分,水溶性维生素则存在于水相即乳清中。

三、不同奶类的营养区别

1. 牛奶

牛奶是诸多动物乳中营养价值最高的一种,它物美价廉,营养丰富,是老年体弱者的营养补品。其蛋白质主要以酪蛋白和乳白蛋白为主,含有 18 种氨基酸,其中包括人体所需的 9 种必需氨基酸,属于完全蛋白质,生物学价值为 85。牛奶脂肪中 95% ~ 96% 为甘油三酯,脂肪颗粒小,呈高度分散状态,易于消化吸收。碳水化合物全部为乳糖,乳糖有促进胃液分泌和胃肠蠕动作用。牛奶含有丰富的钙、磷、钾等矿物质,其钙多以酪蛋白钙的形式存在,吸收率高,铁的含量较低,吸收率也较低。维生素含量因饲养条件、季节、加工方式不同而有差异。夏季维生素 D、维生素 C 含量高,冬季维生素 A 含量最高,经常食用能补虚损、益五脏、润肌肤、强身延年,对老年性骨质疏松有预防功效。

2. 羊奶

羊奶主要指山羊奶。营养价值高,羊奶的营养价值与牛奶大致相同,其乳白蛋白含量较高,乳凝块较细而软,脂肪颗粒大小接近人乳,羊奶中含有多种矿物质,其铁、磷、钾含量较高,是婴幼儿童、孕妇、老弱病者的最佳补品。

3. 酸奶

酸奶是以鲜奶或脱脂奶为原料,经消毒灭菌后,用纯培养的乳酸杆菌经发酵制成的奶制品。酸奶的营养价值较高,由于酸度增加可以保护抗坏血酸免受破坏,并能抑制肠道腐败菌,调节肠道菌群,防止腐败菌及胺类物质的不利影响,提高人体对疾病的抵抗力,容易消化吸收,特别有利于老年人胃肠吸收,既适用于腹泻、消化不良、肠炎等胃肠患者,又是老年人的长寿保健食品。

4. 全脂奶粉

全脂奶粉是鲜奶经过喷雾干燥而制成。便于运输、保存,食用方便。目前世界各国生产奶粉的厂家很多,品种各异。仅市场销售的有婴儿奶粉、强化维生素多维奶粉、全脂速溶奶粉、脱脂奶粉、调制奶粉等多种。近年来生产母乳化奶粉的品种繁多,其优点是增加了铁的含量,减少奶粉中酪蛋白含量,提高了维生素 A 含量,是老幼皆宜的上等营养食品。

四、双皮奶的制作

主料:纯牛奶。辅料:鸡蛋、蜜豆、草莓。配料:白糖。

制作:

(1)牛奶倒入锅中煮热,但不能煮开。

(2)趁热倒在碗里,不久牛奶表层结出奶皮。

(3)用筷子将奶皮刺穿,缓缓地将碗里的奶倒出,留少许奶液防止奶皮粘底。

(4)鸡蛋打散取蛋白,加入 2 勺白糖搅匀。

(5)蛋液倒入牛奶中搅匀。

(6)用筛网过滤,去除表面的泡沫、气泡。

(7)再沿碗边慢慢倒回原来的碗里,奶皮慢慢地浮起。

(8)包上保鲜膜入蒸锅,大火蒸 10 min,关火再焖 2~3 min 即可。

(9)取出后依个人口味加入蜜豆、莲子、水果类食用。

五、最佳的食物

最后,根据营养成分,给大家推荐最佳的食物。

1. 最佳肉食

鹅、鸭脂肪虽不少于畜肉类,但其化学结构因接近橄榄油,不仅无害且有益于心脏。鸡肉为“蛋白质的最佳来源”。

2. 最佳酒类

饮酒到底有利还是有弊,关键在于品种的选择以及酒量的把握。每天喝一小杯红葡萄酒,能使血管保持弹性。

3. 最佳汤食

鸡汤除向人体提供大量的优质养分外,当因血压低而无精打采或精神抑郁时,鸡汤可使疲劳感与坏情绪一扫而光。另外,鸡汤特别是母鸡汤还有防治感冒与支气管炎的作用。

4. 最佳护脑食物

最佳护脑食物有菠菜、韭菜、南瓜、葱、椰菜、菜椒、番茄、胡萝卜、小青菜、蒜苗、芹菜等,以及核桃、花生、开心果、腰果、松子、杏仁、大豆等干果类食品。

5. 最佳纠酸食物

海带享有"碱性食物之冠"的美称,故每周吃 3～4 次海带,可保持血液的正常碱度而防病强体。

第四章
老年人合理膳食

第一节　老年人膳食结构

案例导读

李婆婆,73 岁,喜欢吃肉,不喜欢吃青菜,其女儿会选购价格较贵的精制米面,三餐经常会做她喜欢吃的红烧肉、粉蒸肉片等,种类很丰富。

赵婆婆,72 岁,由于患有高血压,所以从来不敢吃肉,素日以咸菜、馒头为主。

分析:

1. 你认为两位婆婆的饮食是否合理? 为什么?

2. 利用膳食结构对两位婆婆进行饮食指导。

膳食结构又称为膳食模式,是指一个国家、地区或个体日常膳食中各类食物的种类、数量及其所占的比例。一个国家、地区或人群的膳食结构受到当地的资源、生存环境、文化、信仰、受教育程度等因素的影响。在没有科学设计和干预的情况下,每一种膳食结构都有其各自的优势和不足,不均衡的膳食结构不仅会导致营养不良性疾病的发生,而且是慢性非传染性疾病的主要危险因素之一,并与某些癌症的发生密切相关。膳食结构是实现营养平衡的物质基础,没有科学合理的膳食结构,就无法达到营养平衡。

膳食宝塔把平衡膳食的原则转化成各类食物的重量,并以直观、容易理解的宝塔形式表现出来,告诉老年人每天应吃食物的种类及相应的量,便于老年人在日常生活中实行,为老年人的健康之路指明了方向。合理营养是健康的物质基础,平衡膳食是合理营养的根本途径。中国营养学会(老年营养分会)根据《中国老年人膳食指南(2022)》,结合我国老年人的膳食结构特点设计出中国老年人平衡膳食宝塔(2022)(图4-1)。

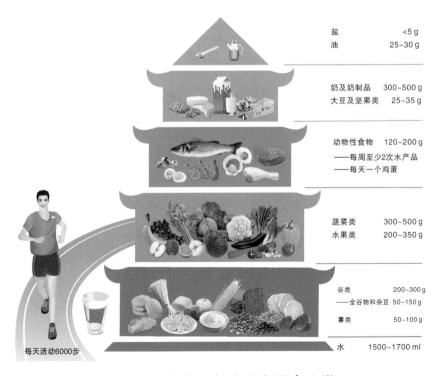

图 4-1 中国老年人平衡膳食宝塔

一、中国老年人平衡膳食宝塔

1. 第一层:谷薯类食物

谷薯类是膳食能量的主要来源(碳水化合物提供总能量的50%~65%),也是多种微量营养素和膳食纤维的良好来源。膳食指南中推荐 2 岁以上健康人群的膳食应做到食物多样、合理搭配。谷类为主是合理膳食的重要特征。推荐成人每天摄入谷类 200~300 g。谷类包括小麦、稻米、玉米、高粱等及其制品,如米饭、馒头、烙饼、面包、饼干、麦片等。薯类包括马铃薯、红薯等,可替代部分主食。

2. 第二层:蔬菜水果

蔬菜水果是膳食指南中鼓励多摄入的两类食物。推荐成年人每天蔬菜摄入量至少达到 300 g,水果 200~350 g。蔬菜水果是膳食纤维、微量营养素和植物化学物的良好来源。蔬菜包括嫩茎、叶、花菜类、根菜类、鲜豆类、茄果瓜菜类、葱蒜类、菌藻类及水生蔬菜类等。深色蔬菜是指深绿色、深黄色、紫色、红色等有颜色的蔬菜,每类蔬菜提供的营养素略有不同,深色蔬菜一般富含维生素、植物化学物和膳食纤维,推荐每天占总体蔬菜摄入量的 1/2 以上。水果多种多样,包括仁果、浆果、核果、柑橘类、瓜果及热带水果等。推荐吃新鲜水果,在鲜果供应不足时可选择一些含糖量低的干果制品和纯果汁。

3. 第三层：鱼、禽、肉、蛋等动物性食物

鱼、禽、肉、蛋等动物性食物是膳食指南推荐适量食用的食物。推荐每天鱼、禽、肉、蛋摄入量共计 120~200 g。新鲜的动物性食物是优质蛋白质、脂肪和脂溶性维生素的良好来源，建议每天禽畜肉的摄入量为 40~75 g，少吃加工类肉制品。目前我国汉族居民的肉类摄入以猪肉为主，日增长趋势明显。猪肉含脂肪较高，应尽量选择瘦肉或禽肉。常见的水产品包括鱼、虾、蟹和贝类，此类食物富含优质蛋白质、脂类、维生素和矿物质，推荐每天摄入量为 40~75 g，有条件可以优先选择。蛋类包括鸡蛋、鸭蛋、鹅蛋、鹌鹑蛋、鸽子蛋及其加工制品，蛋类的营养价值较高，推荐每天 1 个鸡蛋（50 g 左右），吃鸡蛋不能丢弃蛋黄，蛋黄含有丰富的营养成分，如胆碱、卵磷脂、胆固醇、维生素 A、叶黄素、锌、B 族维生素等，无论对多大年龄人群都具有健康益处。

4. 第四层：奶类、大豆和坚果

奶类、大豆和坚果是蛋白质和钙的良好来源，营养素密度高。推荐奶类每日摄入量为 300 g。在全球奶制品消费中，我国居民摄入量一直很低，多吃各种各样的乳制品，有利于提高乳类摄入量。大豆包括黄豆、黑豆、青豆，其常见的制品如豆腐、豆浆、豆腐干及千张等。坚果包括花生、葵花籽、核桃、杏仁、榛子等，部分坚果的营养价值与大豆相似，富含必需脂肪酸和必需氨基酸。推荐大豆和坚果摄入量共为 25~35 g，其他豆制品摄入量需按蛋白质含量与

大豆进行折算。坚果无论作为菜肴还是零食,都是食物多样化的良好选择,建议每周摄入 70 g 左右(相当于每天 10 g 左右)。

5. 第五层:烹调油和盐

油盐作为烹饪调料必不可少,但建议尽量少用。推荐成年人平均每天烹调油不超过 25~30 g,食盐摄入量不超过 5 g。其他食物中也含有脂肪,在满足平衡膳食模式中其他食物建议量的前提下,烹调油需要限量。按照 25~30 g 计算,烹调油提供 10%左右的膳食能量。烹调油包括各种动植物油,植物油如花生油、大豆油、菜籽油、葵花子油等;动物油如猪油、黄油等。烹调油也要多样化,应经常更换种类,以满足人体对各种脂肪酸的需要。

二、中国老年人平衡膳食宝塔的应用

在参考膳食宝塔制作膳食的时候,应该根据具体情况灵活应用,比如,宝塔中给出的食物量是一个范围,老年人可以根据自身的年龄、性别、身高、体重、劳动强度等情况进行适当调整。在搭配食物的时候,应该遵循多样化原则,比如宝塔中的禽畜肉、水产类蛋类各 40~50 g,可以今天蛋类 50 g、河虾 75 g,明天蛋类 50 g、白斩鸡 75 g,后天蛋类 50 g、鲈鱼 100 g。

应该指出的是,膳食宝塔只是告诉我们应该努力的方向,并不是让每一天都要严格遵循膳食宝塔建议的量来进食,比如居家养老的老年人如果觉得烧鸡、烧鱼比较麻烦,也可以每个星期烧 2~3

次鱼,或者每周烧 1 次鸡,每次多吃一点。只要做到一段时间内,各类食物的摄入量大致与膳食宝塔建议的一致就无妨。另外,由于我国幅员辽阔、地大物博,各地的饮食习惯和物产都不尽相同,不同地区可以因地制宜,充分利用当地资源,灵活运用膳食宝塔,比如牧区可以适当多吃奶类,渔区可以适当多吃鱼、虾、蟹类,同时少吃其他动物性食物。

第二节　老年人膳食指南

案例导读

社区护士小李在进行家庭访视时向社区丁婆婆进行膳食指导。丁婆婆,72 岁,身高 158 cm,体重 58 kg,日常轻体力劳动。护士小李应如何借助《中国居民膳食指南》进行膳食指导呢?

思考:

1. 你知道什么是膳食指南吗?

2. 我国新版膳食指南是哪一年发布的? 最新关于老年人膳食指南的变更有哪些?

3. 如果你是一名社区护士,你准备如何向居民介绍新版《中国居民膳食指南》?

膳食指南(dietary guidelines,DG)是由政府和科学团体根据营养科学的原则和人体的营养需要,结合当地食物生产供应情况及人群生活实践,专门针对食物选择和身体活动提出的指导意见。

历史沿革

中国居民膳食指南的更新与修订

1989 年,中国第一部膳食指南的内容主要包括 8 项建议:食物要多样;饥饱要适当;油脂要适量;粗细要搭配;食用盐要限量;甜食要少吃;饮酒要节制;三餐要合理。

1997 年,修订后的膳食指南共有 8 条推荐条目,通用于健康成人和 2 岁以上儿童;增加了量化建议,并设计了"平衡膳食宝塔";新指南强调"常吃奶类、豆类或其制品",以弥补我国居民膳食钙摄入严重不足的缺陷;提倡居民重视食品卫生,增强自我保护意识;根据特定人群的特点需要,制定出不同人群(孕妇、乳母、婴幼儿、儿童青少年与老年)的膳食指南要点。

2007 年,再次修订后的膳食指南共有 10 条推荐条目,适用于 6 岁以上正常人群;增加了每天足量饮水,合理选择饮料,强调了加强身体活动、减少烹饪用油和合理选择零食等内容;膳食宝塔增加了饮水和身体活动的图像,第五层增加了食用盐的摄入限量;在膳食宝塔的使用说明中增加了食物同类互换的品种以及各类食物量化的图片。

2014 年,中国营养学会开始第三次的修订,并于 2016 年发布了最新版中国居民膳食指南。

2022 年,新版指南增加了"高龄老年人"指导准则:突出了食物量化概念和营养的结合,更加强调了膳食模式、食物分量、分餐、不浪费等启迪新饮食方式变革的倡导。在核心部分和附录中增加了大量图表和食谱,使其具有更强的可读性和可操作性。

随着年龄增加，人类各个系统器官生理功能会有不同程度的衰退。然而这些变化比如牙齿脱落、肠道蠕动减慢等问题会直接影响老年人摄取、消化食物和吸收营养物质的能力，使他们容易出现消瘦、贫血等问题，降低了身体的抵抗能力，更容易患病。所以在一般成年人平衡膳食的基础上，应为老年人提供针对性的指导。

一、食物多样，搭配合理

食物种类多种多样，且其营养成分各不相同，老年人对能量需求随着年龄的增长而减少，但对大多数营养素的需求并没有减少，对蛋白质、钙等重要营养素的需求反而是增加的。然而老年人的味觉、嗅觉、视觉功能下降往往会导致食欲缺乏，其口味和食物选择随年龄增加逐渐固化，造成食物品种单一的问题。因此，充分认识食物品种丰富的重要性，保障供应，不断丰富老年人的餐食。比如除米饭、饼、馒头等主食外，还可以选荞麦、小米、高粱等各种杂粮谷物；此外，土豆、芋头也可作为主食。

二、吃动平衡，健康体重

体重是评价健康的一项重要指标，进食与运动是维持健康体重的关键。由于个体差异较大，每个人的代谢与活动量均不同，所以可以通过评估体重变化来判断进食量与运动量是否平衡。应鼓励老年人关注自己的饮食，经常自我测评营养状况；定期称量体重，如果在短时间内出现较大波动，应及时查找原因，进行调整。

　　需要关注老年人的体重变化,定期测量;用体重指数评判,老年人适宜范围在 $20.0 \sim 26.9 \ kg/m^2$。体重应维持在一个比较稳定的范围内。对于患有多种慢性病,身体功能明显变差的老年人来说,由于活动受限,并在进行医学治疗,其有着特殊的营养需求,应该接受专业的营养不良风险评估、评定,接受医学营养专业人员的指导。科学精细调控饮食,做好疾病治疗、康复中的营养支持。

　　由于老年人的运动能力下降,在选择锻炼方法和安排运动负荷时,应循序渐进,量力而行,切忌因强度过大造成运动损伤,甚至跌倒或急性事件。同时也兼顾自己的兴趣爱好和运动设施条件选择多种身体活动的方式,应尽可能使全身都得到活动。此外,还要注意多选择散步、快走、太极拳、门球等动作缓慢柔和的运动方式。阳光下的户外运动有利于人体内维生素 D 的合成,延缓骨质疏松和肌肉衰减的发展,因此老年人应积极进行户外活动。通过适当锻炼,可以增强心肺功能,使头颈、躯干、四肢活动灵活,身体柔韧,减缓骨矿物质丢失、肌肉衰减,有效预防骨折和跌倒。需要注意的是,运动前后要注意拉伸,不要空腹运动等。

拓展小贴士

　　老年人运动目标心率=170-年龄(岁),运动后达到目标心率表明运动强度恰到好处。

　　如:72 岁老年人运动后即刻心率为 98 次/min(170-72=98)

三、多吃蔬果、奶类、全谷、大豆

蔬菜每天不落下。不同品种的蔬菜所含营养成分差异较大，老年人应该尽可能换着吃不同种类的蔬菜，特别注意多选深色叶菜，如油菜、青菜、菠菜、紫甘蓝等。不同蔬菜还可搭配食用，比如炒土豆丝时可搭配青红椒丝，还可搭配莴笋和胡萝卜丝。这样一餐就可以吃到多种蔬菜，不仅可以丰富口味，提升食欲，还能摄入不同的营养成分。

尽可能选择不同种类的水果。目前水果品种日益丰富，易于购买。水果供应的季节性很强，但不宜在一段时间内只吃一种水果，应尽可能选择不同种类的水果，如橘子、苹果、桃、梨、草莓、葡萄、香蕉、柚子等，每种吃得量少些，种类多一些。此外，水果中某些维生素及一些微量元素的含量与新鲜蔬菜不同，而且水果含有的果糖、果酸、果胶等物质比蔬菜丰富，所以，不应用蔬菜替代水果。

奶类是营养成分丰富、容易消化吸收的食物，大多数老年人没有食用奶制品的习惯，甚至一些老年人还存在乳糖不耐受的情况，所以建议老年人尝试选择适合自己身体状况的奶制品，如鲜奶、酸奶、老年人奶粉等，体重过高的老年人可以选择脱脂奶等。推荐的食用量是每日 300~400 mL 牛奶或蛋白质含量相当的奶制品。目前市面上有许多乳制品饮料，是不属于奶制品的，并且营养价值也比较低，要注意辨别。

豆制品口感细软、品种多样，备受老年人的喜爱。可以食用豆腐、豆腐干、豆皮、豆腐脑、黄豆芽及豆浆等不同形式的豆制品，以保证摄入充足的大豆类制品，达到平均每天约 15 g 大豆的推荐水平。以大豆类食物作为原料制作的发酵或非发酵食品种类十分丰富，如豆酱、豆浆、豆腐、豆腐干等，老年人可以做多样选择。此外，每天 10 g 左右的坚果也是膳食的有益补充。

四、适量吃鱼、禽、蛋、瘦肉

鱼、禽、蛋、瘦肉富含优质蛋白质和矿物质，其中的蛋氨酸与赖氨酸含量较高，更符合人体的需要。摄入总量应争取达到平均每日 120~150 g，并选择不同种类的动物性食物，其中鱼 40~50 g，畜禽肉 40~50 g，蛋类 40~50 g。各餐都应有一定量的动物性食物，食用畜肉时，尽量选择瘦肉，少吃肥肉。动物内脏富含维生素和矿物质，比如铁。选择鱼肉时，建议老年人尽可能多食用肉质较软的部位，比如鱼腩便于老年人消化吸收，鱼刺易于剔除，食用相对安全。此外，鱼腩含脂肪较多，其中 EPA 和 DHA 含量较高，有利于控制老年人的血脂水平。在选择动物性食物时，可以搭配蔬菜，比如西红柿炒鸡蛋，土豆炖牛肉等。另外，老年人应少吃腊肉、腊肠等烟熏和腌制的肉类，降低肿瘤、高血压等疾病发生的风险。

五、少盐少油，控糖限酒

食用盐是在我国饮食习惯中摄入量最高的一种调味品。食用盐主要成分是 NaCl，其中 Na^+ 具有维持神经肌肉兴奋、维持体液平衡等生理功能。适当量的食用盐也会增加老年人的食欲,但研究表明,过多的食用盐摄入更容易诱发心脑血管疾病、脑卒中等,尤其对于具有肥胖、高血压等家族史的人来说更为突出。目前我国老年居民对食用盐的摄入量普遍超标,因此要减少食用盐的摄入,每天食用盐摄入量不超过 5 g。

在老年人的饮食中,盐的身影无处不在。比如调味品,如酱油、鸡精、生抽、耗油、味精等,所以购买时应注意这些调味品中的钠含量。在一些加工食品中,也会有许多含钠的食品添加剂,比如成品挂面等,加工过程中都添加了食用盐。此外,预包装食品比如腊肉等往往属于高盐食品。为控制食用盐摄入量,最好的办法是少买高盐食品,少吃腌制食品。所以老年人要少吃咸菜或者加工制品。可以在做饭时通过使用一些天然的调味料花椒、八角、辣椒、葱、姜、蒜等来去腥增香,减少对咸味的依赖。

高血压老年人也可以酌情使用高钾低钠盐,既满足了咸味的要求,又可减少钠的摄入。也可以建议老年人使用量勺来取放食用盐,不要仅凭品尝来判断是否过咸,以此来控制盐的用量。

脂肪具有储存、提供能量,维持体温和参与组织构成等生理功能,其主要来源是食用油与动物脂肪。食用油可以促进食物的色香味,也是人体必需脂肪酸和维生素 E 的重要来源,所以大部分食物的烹制都需要使用食用油。在《中国居民膳食指南(2022)》中为 65 岁以上轻体力劳动老年人推荐每天的食用油摄入量为 25~30 g。2015 年中国成人慢性病与营养检测中显示,我国人群每标准人日食用油摄入量为 43. 2 g,且与 1982 年、1992 年、2002 年、2012 年数据相比呈上升趋势。此数据远高于膳食指南推荐标准，这也是我国居民肥胖和慢性病发生的重要危险因素。过多使用食用油会增加脂肪的摄入，过多摄入反式脂肪酸还会增加心血管疾病的发生风险。所以在烹饪用油时也建议定量取用，逐步养成习惯，使老年人逐渐培养成自觉行为。建议老年人可选择蒸、煮、拌、氽、炖、焖、熘等烹调方法，以减少用油量。有些食物也可以使用新的烹饪工具，比如空气炸锅、烤箱、电饼铛等，最好少用煎炸的方法。

我国老年居民糖的摄入主要来自食品添加糖，这是一种纯能量物质。添加糖是人工加入食品中的糖类，包括单糖和双糖，常见的有蔗糖、果糖、葡萄糖、果葡糖浆等。其中蔗糖包括常用的白砂糖、冰糖、绵白糖和红糖等。而添加糖主要来源于糕点、饼干、甜品、冷饮、糖果等加工食品；也有部分来源于烹调食物，如糖醋里脊、冰糖雪梨等。另外，某些酸奶的糖含量也很高。过多摄入添加糖或含糖饮料，可增加糖尿病、肥胖等的发生风险。建议每天摄入添加糖不超过 50 g，最好少于 25 g，含糖饮料是添加糖的主要来源，建议不喝或少喝，少食用高糖食品。在烹调中，要尽量控制到最小用糖量。

老年人饮酒也需慎重。逢年过节，我国历来习惯在亲友吃饭时通过饮酒来体现热情好客，并以此来活跃烘托气氛。但是过量饮用可引起肝脏损伤，也是痛风、部分癌症和心血管疾病等发生的重要危险因素，尤其对于本身患有心脑血管疾病、肝脏疾病、胰腺疾病的老年人来说更加危险。因此不建议老年人饮酒。

六、规律进餐，足量饮水

规律进餐是每天在相对固定的时间进食早、午、晚餐，这是实现平衡膳食、合理营养的前提。不仅可以保证人体全面充足摄入营养素，还有有助于维持体重，有益健康。但目前，人们饮食不规律、暴饮暴食、不合理节食、经常在外就餐等不健康的饮食行为屡见不鲜。饮食不规律会引起人体代谢紊乱，诱发老年人肥胖、糖尿病等问题。暴饮暴食、经常在外就餐会增加发生超重肥胖的风险，而过度节食减肥容易导致营养不良。

建议老年人合理安排一日三餐，并注意膳食搭配要合理，保证营养素的充足摄入，这样也有助于消化系统的稳定运行。根据作息安排早餐，主食可以选择包子、馒头等，不宜选择油条等油炸食品，也要进食一些水果、新鲜蔬菜等，不吃早餐容易引起老年人低血糖。午餐要食物多样、荤素搭配、控制油盐等，有些老年人长期吃馒头加咸菜，容易导致营养不良。晚餐不宜太晚，并且不宜太过油腻，否则由于老年人消化功能减退，会导致消化时间过长而影响睡眠。

水是生命之源，是构成人体成分的重要物质并发挥着重要的生理作用。在维持体液平衡、参与机体新陈代谢、调节体温及润滑器官和关节等方面都起着必不可少的作用。老年人足量饮水是机体健康的基本保障，有助于维持身体活动和认知能力。在温和气候条件下，低身体活动水平的老年人建议每天喝水 1700 mL 左右，且应主动饮水、足量饮水，少量多次。如老年人出现口渴、排尿次数减少、尿液量少和颜色深等情况,提醒身体已经缺水。如果感觉口渴已经是身体明显缺水的信号,应主动饮水,不要等到口渴了再喝水。建议老年人喝白水或茶水,白水廉价易得,不用担心添加剂带来的健康风险,建议首选白水,或者选择苦荞、菊花等自制冲泡茶水也不错。但是尽量不要用饮料来代替白水。含糖饮料摄入过多会增加龋齿、肥胖的发生风险,应少喝或不喝含糖饮料。建议老年人早、晚各饮 1 杯水,其他时间里每 1~2 h 喝一杯水。睡前喝一杯水,有利于预防血脂稠。早晨起床后空腹喝一杯温开水可降低血液黏度,增加循环血容量。进餐前不要大量饮水,否则会减少进食量、冲淡胃液,影响机体对食物的消化吸收。饮水的温度不宜过高,一般建议老年人饮用温开水,长期饮用过烫的水或进食过烫的食物会损伤机体口腔和消化道,诱发食管癌等。在进行身体活动时,要注意身体活动前、中、后水分的摄入,如有出汗,可补充生理淡盐水以补充电解质。

七、会烹会选,会看标签

随着社会的发展日新月异,目前市面上的食材类型更是多种多样。会挑选食物并会烹制食物是老年人健康膳食的基础。在生命的各个阶段都应做好健康饮食规划,保障营养素供应的充足全面,满足个人和家庭对健康美好生活的追求。

老年人可了解各类食物的营养特点,方便合理选购食材。比如水果富含维生素 C,谷薯类食物可以补充碳水化合物,蔬菜可以补充多种维生素,肉类、奶制品及豆类可以补充蛋白质。选购食材时,也要根据当地情况来决定,尽量选择当地当季新鲜食材,避免由于长途运输导致的营养流失等问题。

老年人购买食材时,应仔细查看标签。老年人大多都只留意生产日期等,但除此以外,包装上的配料、净含量、适用人群以及营养素参考值等信息也需要留意。比如配料表会根据含量多少按"用料表递减"原则,由高到低依次罗列。

老年人按自身需要选购、备餐。根据膳食宝塔来选择各类食物,并且要在每天膳食中尽可能全部包含谷薯类、蔬菜水果、鱼禽肉蛋、豆类及油盐几大类。挑选营养丰富且自己喜爱的食物,这样不仅会满足饱腹感,也会愉悦心情。

在食材制作过程中要注意,切蔬菜、水果、生肉时要注意刀具与案板的更换,避免微生物滋生等问题。在烹制时,多选用蒸、煮、汆等方法。煎、炸用油量较大,不建议经常使用。煎、炸前可能也会用到挂糊方法,但注意挂糊用的淀粉会吸收一定的油脂。烤、熏在家庭烹调中应用相对较少(小型的烤面包除外),电烤、炭烤温度高达240 ℃和350 ℃,不适合长时间加热,避免安全隐患。烹调好的饭菜趁热进食,避免反复加热,导致营养流失进一步增加。不同烹制方法用油量要特别控制。炒菜时通过量具加油,并养成习惯,即便是炒素菜,油量控制不好也会成为高脂肪菜肴;尽量利用动物性食物本身的油脂,低、中火"压榨"出动物脂肪,尽可能减少烹调用油,如油炸过,尽量沥干挂在食物表面上的油。旺火快炒适用于各类菜肴的烹制。肉菜滑炒前通过挂糊、上浆的方法既可以增加美味,又可减少食物与热油过多接触导致的营养破坏。

八、公筷分餐,杜绝浪费

选择新鲜卫生的食物,不食用野生动物。食物制备生熟分开,熟食二次加热要热透。讲究卫生,从分餐公筷做起。珍惜食物,按需备餐,提倡分餐不浪费。做可持续食物系统发展的践行者。

饮食文化是健康素质、信仰、情感、习惯等的重要体现。讲究卫生、公筷公勺和分餐、尊重食物、拒绝食用"野味"既是健康素养的体现,也是文明礼仪的一种象征,对于公共卫生建设具有重大意义。选择当地、当季食物,能最大限度保障食物的新鲜度和营养。食物合理储存,避免交叉污染,能够有效防止病从口入。勤俭节约是中华民族和家庭文化的取向,尊重劳动、珍惜食物、避免浪费是每个人应遵守的原则。珍惜食物从每个人做起,按需购买食物、按需备餐、不铺张浪费。一个民族的饮食状况不仅承载了营养,也反映了文化传承和生活状态。

在家吃饭、尊老爱幼是中华民族的优良传统。在家烹饪,有助于食物多样选择、提高平衡膳食的可及性;在家吃饭有利于在享受营养美味食物的同时,享受愉悦进餐的氛围和亲情。

如在外就餐,点菜的数量取决于每份菜肴的分量,就餐人数较多时应适量分摊,不可数量太多,避免过多食用导致能量在体内的堆积,同时也避免浪费。一人就餐时可通过选用小份菜肴达到食不过量、多样搭配的目的。

勤俭节约是中华民族的文化传统,食物资源宝贵,来之不易,但食物浪费仍存在于各个环节。人人都应尊重食物、珍惜食物,在家在外按需备餐和小分量,不铺张不浪费。社会餐饮应多措并举,倡导文明用餐方式。

第三节 老年人的饮食误区

案例导读

王女士,67 岁,有家族高血压史,为避免血压过高,从来不吃肉,坚持吃素,还因胃不太好,常年吃粥养胃。有一天不小心滑倒,右侧股骨颈骨折,需做人工股骨头置换。骨科医生向其家人反映,王女士的骨头疏松得像华夫饼一样。而导致王女士摔倒的原因是肌肉极度不发达,不能很好抗摔。

请问:王女士的饮食有哪些不合适的地方?

一、长期吃粥

老年人牙口不好,消化能力下降,所以很多老年人长期吃粥或是吃药膳调理。但是长期吃粥,不利于胃部排空,长此以往会引起胃部不适。并且粥中热量不足,吃粥满足不了人体的能量需求会导致老年人体型瘦弱。所以吃粥要根据个人自身情况来,不能一味地长期吃粥。

二、蔬菜煮太烂

生活中,不少老年人喜欢先将蔬菜焯一遍,然后就放水里长时间煮,做成菠菜汤、白菜汤之类。这种操作会将蔬菜中的水溶性维生素破坏,吃到最后就是吃了点纤维,没有什么营养价值。所以,老年人最好别用"烂菜汤"式做法,要"先洗后切,急火快炒,多吃凉拌,品种多样,颜色选深"。

三、钙补得越多越好

很多老年人认为钙补得越多,自己吸收的也越多,骨骼就会更好,其实这种想法是错误的。60 岁以上的老年人过量补钙不但不会促进骨骼的发展,反而容易引起并发症。人体血液中钙的含量要保证,过犹不及都是不好的。

四、完全拒绝吃肉和海鲜

老年人身体健康的维持需要各种营养元素的平衡,尤其是对于蛋白质的需求。瘦肉和海鲜中的蛋白质含量都很高,而且易于被人体吸收,只要每次在食用的时候注意控制好量,对人体健康有很大的帮助。不必因为担心吃点肉就会引起血脂异常而荤腥不沾。

随着年龄的增长,老年人的肌肉衰减日益加快。肌肉衰减是肌肉衰减综合征的前期状态,适当增加老年人肉类摄入量(特别是禽畜肉），有助于改善老年人的肌肉衰减，预防其进一步发展为肌肉衰减综合征。

此外，还可以使用加酶的方法使肉质改善，使其易于食用、消化和吸收。如菠萝炒肉可利用菠萝蛋白酶分解肉质；在制作牛肉时加入木瓜，木瓜蛋白酶可使牛肉的色泽、风味、口感都得到一定程度的提升。需要注意的是，"荤腥"并非全是油腻食物。建议吃蒸煮、炒制的鱼、虾、禽肉等，其蛋白质丰富而不油腻。

五、排斥喝奶和吃鸡蛋

因为乳糖不耐受导致的腹泻，让很多老年人对奶制品望而生畏，但奶是最好的补钙食品之一，而老年人正是钙质的常见缺乏人群，如果乳糖不耐受建议改喝酸奶，或者营养舒化奶，如果有时间有耐心，也可以用牛奶和面来做馒头。鸡蛋是全营养食品，据国外研究证实，每天一个鸡蛋会降低罹患老年痴呆症的风险。如果担心胆固醇，每周控制在3~4个即可。

六、吃主食的两个极端

有的老年人一天三顿饭都是精白米面，只顾口味和喜好，而有的老年人热衷于各种养生咨询，三顿都是粗粮、杂粮、薯类。这两种极端都对身体没有好处，健康的粗粮吃多了也容易肠胃不适，严重时甚至发生肠梗阻。

七、重口味的烹饪习惯

年纪大了味觉会逐渐退化,而且从物质匮乏、饭多菜少的年代走过来的老年人,习惯于做一些重口味的下饭菜以至现在生活水平提高了,其饮食观念、口味和习惯却很难相应地改过来。

八、把剩饭剩菜当成宝

对待剩菜剩饭,很多年轻人主张扔掉,因担心危害健康。而很多节俭惯了的老年人则主张保存好,下顿热热继续吃。很多老年人害怕浪费,把剩饭剩菜当宝,一定要吃完才行。但老年人本身免疫力低下,吃剩饭菜很容易引发胃肠疾病。

九、饮酒有益于心血管健康

很多老年人都喜欢喝酒,但从健康角度上讲,过度酗酒,对身体危害极大,饮酒过量还会导致耳鸣。长期无节制酗酒会导致酒精中毒,此外,酒精会对人体咽喉部黏膜表面产生刺激,导致咽炎来袭,咽炎会引起咽鼓管阻塞,最终诱发耳鸣。"适量饮酒有益于心血管健康"的说法是不可盲从的。

十、低盐只需少吃盐或者不吃盐

老年人每天摄入盐的含量不应超过 5 g。但除了常说的食盐之外,还应注意一些酱、调料等中的隐形盐摄入。宜使用一些烹饪技巧,减少盐用量:①利用蔬菜本身的自然风味,如利用青椒、番茄、洋葱等和味道清淡的食物一起烹煮；②利用油香味，如葱、姜、蒜等经食用爆香后所产生的油香味，可以增加食物的可口性；③利用酸味减少盐用量，如在烹调时，使用白醋、柠檬、苹果、柚子、橘子、番茄等各种酸味食物增加菜肴的味道，或在吃水饺时，只蘸醋而不加酱油；④利用糖、醋调味，可增添食物甜酸的风味，相对减少对咸味的需求；⑤改变用盐习惯，如将盐末直接撒在菜肴表面，有助于刺激舌头上的味蕾，唤起食欲；⑥用中药材与辛香料调味，如使用当归、枸杞、川芎、红枣、黑枣、肉桂、五香、八角、花椒等辛香料，添加风味，减少用盐量。

使用低钠不减咸替代盐——低钠菇盐。低钠菇盐利用菌菇提取物本身的咸味，不改变口味，但可完全替代传统食盐，并实现减钠20%、40%、60%。同时，它还具有菌菇特有的鲜味，不仅可以矫正低钠盐的金属苦涩味，还可以减少味精、鸡精的使用，进而减少味精、鸡精中的钠摄入。

多食用含钾高的食物，利钠排尿。如海带、紫菜、木耳、山药、香蕉、马铃薯、鱼类、西红柿、蘑菇干等。

限盐不等于不吃盐。当机体摄入不足而又排出或丢失过多时会发生低钠血症，病理情况下低血钠可引发疲劳、恶心、呕吐、肌肉痉挛、内稳态紊乱等临床表现。故控盐虽然重要，但不必矫枉过正。对大多数老年人而言，保持正常盐摄入即可（≤5 g/d）；对于严重高血压患者和钠敏感的高血压患者而言，则需严格控制盐摄入量。

当患有慢性疾病或需要控制饮食的相关疾病时，需要根据具体情况接受相应的饮食指导。

第五章
几种常见老年疾病的营养防治与食疗

第一节　老年人的基本食疗知识

案例导读

　　李老汉,65 岁,平时特别注意日常保健和饮食养生,来到社区医院询问护士日常食疗需要注意哪些问题。如果你是社区护士应该如何向其进行老年人食疗知识的普及呢?

一、老年人的食疗饮食原则

(一) 食疗原则

1.整体观念

　　人与自然是一个统一的整体。食疗应该根据不同的气候、地理、环境、生活习惯等,因时、因地、因人制宜。如春天阳气升发,高血压患者容易发病,此时不宜过食辛热动火的食物,以防止血压升高、大便燥结,可以选择绿色清淡的蔬菜以及荸荠、鸭梨之类的水果。再如,阳虚体质的人,宜食用羊肉、荔枝等温热助阳的食物;阴虚体质的人,宜食用枸杞、银耳等滋阴润燥的食物。

2. 辨证施食

在中医学辨证论治思想的指导下,食疗养生强调辨证施食。所谓辨证施食,是指根据不同病证选用食物,以调节机体的脏腑功能,促使气血阴阳趋向平衡、稳定。如阳虚畏寒者,宜食羊肉等壮阳温补的食物;阴虚火旺者,宜食银耳、黑木耳等滋阴的食物。

3. 调运脾胃

脾胃功能正常对人体有着重要的作用。脾胃功能正常,则消化正常、气血调畅、五脏安和,人体就能健康长寿。食疗中用于调补健运脾胃的食物或药膳很多,如糯米、粟米、谷芽、大枣,以及茯苓粥、山药粥等。

(二)饮食原则

随着老年人消化功能慢慢减弱,易引起消化不良,从而对健康产生较大的影响,根据老年人身体的营养需求,饮食原则需营养均衡、多食用蔬果、多饮水、少油、少盐、少糖。

1. 营养均衡

老年人应不偏食,禁忌暴饮暴食,以确保摄取充足的维持健康所需的各类营养素。每天都需食用蔬菜、水果、油脂、五谷、肉、鱼、豆类、蛋、奶,应持续循环地选择,避免重复摄入相同的食物。适量摄取热量较高的食物,以维持相对健康的体重为准则。在老年人的膳食中,蛋白质供给非常重要,如奶类、豆类、鱼、瘦肉、鸡肉等。由于肉类的摄取必须限量,一部分蛋白质来源应由豆类或豆制品取代。花生、核桃、杏仁等坚果中,也含有优质蛋白质。

2. 多蔬果

蔬果含有较多的纤维素、矿物质、维生素,可促进胆固醇排泄,有效预防便秘。如果老年人习惯食用稀饭或汤面,每次可以混合1~2种蔬菜一起煮,确保每天至少250 g蔬菜的摄入量。在水果品种的选择上,最好选择富含维生素C的水果,如橘子、猕猴桃等,因为维生素C可以帮助老年人更好地促进铁的吸收,避免发生贫血。

3. 多饮水

水能帮助体内废物排泄,利于预防和改善便秘。每天至少饮水1500~2000 mL。禁忌喝浓茶、咖啡,以免影响睡眠和营养的吸收。睡觉前控制饮水量,以免尿频而影响睡眠质量。

4. 低糖低盐低油

(1)低糖。老年人常有葡萄糖耐受不良现象,糖类除了能提供热量之外,几乎不含其他的营养,又极易引起肥胖。

(2)低盐。随年龄增长味觉、嗅觉的灵敏度会慢慢减退,口味越来越重,摄入过多的食盐与高血压的发生有着密切的联系。

(3)低油。油腻食物对于老人来说不易消化,高脂肪摄入还与肥胖、脂肪肝等疾病有密切关系。

合理安排饮食和饮食质量,摄入营养丰富的食物,保证老年人营养素的需求,以促进其身心健康,减少疾病发生。

5.补充 B 族维生素

生病、服药都会造成 B 族维生素流失损耗,因此老年人需定期补充 B 族维生素。为老年人准备三餐时,可适当加入粗粮,因坚果、谷类中都含有丰富的 B 族维生素。

二、老年人常见病的饮食宜忌

1.老年人感冒发热

主食清淡,如食用面条、粳米、大米粥等,再配以新鲜蔬菜,另食柑橘、甘蔗、梨汁、荸荠汁、芦竹汁、麦冬汁、藕汁等。少食油腻、煎炸、辛辣食品。老年人多易患慢性支气管炎,应食用清淡、易消化饮食,如鱼类、海带、紫菜、百合、山药、萝卜、荸荠、新鲜蔬菜等,忌烟酒、油腻、辛辣等食物。

2.老年人"三高"

患有高血脂、冠心病、高血压等疾病的老年人,饮食应清淡、多食蔬菜、水果等。主食宜选择米、面、玉米、荞麦、高粱等五谷杂粮。副食宜选用芹菜、洋葱、大蒜、薤白、椰菜,各种豆类、瓜类,海带等。油脂宜选用大豆油、花生油、玉米油、芝麻油、茶油、菜籽油等。老年人应低盐饮食,忌高脂肪、烟、酒、浓茶、辛辣等食物。若肝功能异常,宜多食新鲜蔬菜、豆腐、葡萄糖、蜂蜜、乳类、蛋类及鱼类等食物,少食豆类、山芋、土豆等胀气食物。

3.老年人胆囊炎

胆囊炎、胆结石都会出现胆汁排出不利,导致脂肪消化障碍。因此鼓励老年人多食青菜、萝卜、番茄、瓜类等新鲜蔬菜,亦应常食用新鲜水果。忌高胆固醇、高油脂类食物,忌油炸、煎炒及刺激性食物。

4.老年人胃病

老年人常有胃病(慢性胃炎、胃下垂、胃溃疡及十二指肠溃疡等),宜食易消化、高维生素、高蛋白、高铁的食物,如糯米、大米、淀粉、馒头、玉米粉等煮成的糊,以及蛋、奶、瘦肉、鱼类、家禽、猪肝、蔬菜、酵母类食物。可用藕根、野菱、薏米小火久煮,饮其浓汁。忌烟酒、浓茶、辛辣、香燥、煎炸的食物及寒冷生硬的食物。

5.老年人慢性肠炎

慢性肠炎常使老年人痛苦不堪,可用韭菜、葱、蒜等切细煮粥,苹果去核,连皮切细煮烂食之有疗效;用山药、莲子、芡实、菱角、藕、百合等煮食或磨粉蒸食。忌食辛辣等刺激性食物。

6.老年人糖尿病

糖尿病老年人食用一些蔬菜、瓜类充饥,如小白菜、大白菜、番茄、油菜、青菜、莴苣、空心菜、韭菜、藕、白萝卜等。另外,可用胡萝卜、白萝卜、藕、花生、玉米、海带、南瓜、百合、贝蛤等,分别煮食或煨汤喝,忌食用各种糖类。

7. 老年人肺结核

肺结核(图5-1)是慢性消耗性疾病,老年人难以负担。故要注意补充营养,尽量食用高热量、高蛋白、高纤维素的食物,如鸡蛋、牛奶、瘦肉、动物内脏、鳗鱼、龟、鳖、小鱼、小虾、排骨及各种蔬菜、鲜果、豆类(豆浆、豆腐皮为佳)、百合、山药、薏米等。宜多食糙米。莲藕、雪梨,皆有

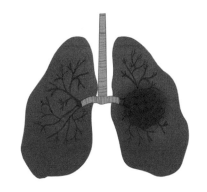

图5-1　肺结核

益裨之功效。羊奶亦为治此病之上品。忌烟酒和辛辣刺激性食物。

8. 老年人慢性便秘

慢性便秘也是一种老年人常见疾病。若经常食用新鲜水果,如梨、苹果等,则会大得其益。蜂蜜、决明子也是良药。新鲜蔬菜,如芹菜、青菜等含纤维素的,都是宜食的。如果必要,则可食用些易产气的食物,如洋葱、萝卜等。非肥胖患者,可适量食用油脂类食物。早起即喝温开水,冲洗肠道,促进肠蠕动,改善便秘。忌辛辣刺激性食物。

食疗有助于疾病的治疗和身心的恢复,食物含有人体必需的各类营养物质,不会给人体带来危害。食疗法使用范围比较广泛,主要是针对亚健康人群,其次才是患病人群,食疗可起到辅助治疗的作用。食疗法还能使人在享受美味食物的同时,达到防病治病

的目的,而且还可以根据患者的口味进行不同的烹调加工,使治疗充满营养。

第二节　糖尿病的营养防治与食疗

案例导读

李师傅,65 岁,近 2 个月自觉口渴明显,2 周前出现视物模糊,未予重视。2 天前驾驶员体检,发现尿糖(+++),故来本院就诊。查 PPG 9.8 mmol/L,尿糖(++),尿酮体(-)。发病以来,无多食、消瘦,无四肢麻木、针刺样痛和间歇性跛行。根据提供的病历,分析李师傅身体发生了什么问题? 我们又该如何提供营养和防治呢?

糖尿病是一组由多种原因引起的胰岛素分泌缺陷或作用缺陷而导致的以慢性血葡萄糖(即血糖)水平增高为特征的代谢疾病群。临床上主要表现有多尿、多饮、多食、消瘦等症状,可导致眼、肾、神经、心脏、血管等组织的慢性进行性病变,严重者可引起功能缺陷及衰竭。在病情严重或应激时可发生急性代谢紊乱,如糖尿病酮症酸中毒、高渗性非酮症糖尿病昏迷等。

一、糖尿病分型

1.1 型糖尿病

1型糖尿病与自身免疫有关,起病急缓不一,青少年多见。成人则起病隐匿,但在感染或其他应激情况下病情迅速恶化。患者较消瘦,易发生糖尿病酮症酸中毒。因胰岛素分泌严重不足,需长期应用胰岛素治疗以控制代谢紊乱和维持生命。

2.2 型糖尿病

2型糖尿病指外周组织胰岛素抵抗(或)B细胞功能遗传性缺陷导致不同胰岛素分泌不足。多为成年起病,病程进展缓慢,症状相对较轻,中晚期常伴有一种或多种慢性并发症。与冠心病、高血压、中心型肥胖有关。

老年人绝大多数是2型糖尿病。老年人糖尿病大多起病缓慢,糖尿病症状不明显,诊断时往往已经存在多种并发症,对低血糖感知能力和耐受性均较差,易出现无症状性低血糖或严重低血糖,甚至危及生命。

二、老年糖尿病营养防治

控制总能量的供给是糖尿病营养治疗的首要原则,提供合理的能量可使机体达到或维持在理想体重范围之内。总能量应根据患者的标准体重、生理条件、体力活动水平、工作性质而定。

标准体重的计算方法：标准体重（kg）＝身长（cm）－105，±10%为正常值，高（低）于标准体重的20%为肥胖（消瘦）。

（一）饮食防治

1. 选择复合碳水化合物

在合理控制能量的基础上给予低血糖生成指数膳食，碳水化合物占总能量的60%左右。最好选用吸收较慢的杂粮类，如荞麦、玉米、红薯等，也可选用米、面等谷类，并注意用含淀粉较多的根茎类，如土豆、藕等代替部分主食，严格限制小分子糖的摄入。

2. 增加可溶性膳食纤维的摄入

膳食纤维有降低空腹血糖和改善糖耐量的作用，建议每天膳食纤维的供给量约为30 g。可溶性膳食纤维如半纤维素、果胶等具有降低血糖、血脂及改善葡萄糖耐量的功效。玉米和大麦的可溶性膳食纤维含量高于稻米。含可溶性膳食纤维较多的食物包括魔芋、燕麦麸、香蕉等。

3. 控制脂肪和胆固醇的摄入

每日脂肪供给能量占总能量的20%～30%。严格限制动物脂肪和饱和脂肪酸的摄入，增加不饱和脂肪酸的摄入。胆固醇摄入量≤300 mg/d，以防并发高脂血症和心脑血管疾病。多用蒸、煮、炖等烹饪方法，每天植物油用量在20 g左右。富含饱和脂肪酸的有牛、羊、猪油及奶油等动物性脂肪，鸡、鱼油除外。富含不饱和脂肪酸的有豆油、花生油、芝麻油、菜籽油等，椰子油和棕榈油除外。

4.选用优质蛋白质

糖尿病患者蛋白质消耗增加,常呈负氮平衡,要适当增加蛋白质的供给。蛋白质提供的能量应占总能量的 15%~20%。成人按 1.0~1.5 g/(kg·d)供给。若肾功能不全,应严格限制蛋白质的摄入,通常按 0.5~0.8 g/(kg·d)供给。

5.提供丰富的维生素和矿物质

补充 B 族维生素,如维生素 B_1、烟酸、维生素 B_{12} 等可改善神经症状。同时,充足的维生素 C 可改善微循环,富含维生素 C 的水果有猕猴桃、柑橘、柚子、草莓等。在血糖水平稳定时可在两餐间食用或餐后 1~2 h 摄入,但每天水果的摄入量一般≤200 g。补充钾、钠、镁可有效防止、纠正电解质紊乱,同时也应注意铬、锌、钙等矿物质的补充。

(二)运动防治

适当运动有利于减轻体重,提高胰岛素敏感性,改善血糖和脂代谢紊乱。根据糖尿病患者的年龄、性别、体力、病情等情况安排适当的运动方式,进行循序渐进和长期的锻炼。

1.运动时间安排

2 型糖尿病患者宜在餐后进行体育锻炼,运动时间和运动量应适当,避免发生运动后低血糖;2 型糖尿病肥胖者空腹适当运动能加快脂肪分解和减轻体重;活动时间每次 15~30 min,每日 1~2 次,每周运动不少于 3 次,也可根据患者具体情况调整运动时间。糖尿病并发急性感染、活动性肺结核、严重急慢性并发症时,应限制运动,增加卧床休息时间。

2.运动方式

宜选择有氧运动,如散步、慢跑、太极拳、球类等活动,其中散步活动简单、安全,容易坚持,可作为首选的锻炼方式。

3.运动的注意事项

老年糖尿病患者应注意运动安全,随身携带糖果,当出现低血糖时,如大汗淋漓、心慌等症状时及时服用。

三、美味食谱

1.南瓜粥(图5-2)

南瓜性温,味甘,归脾、胃经,具有补中益气、消炎止渴等功效。主治脾胃虚弱、气短倦怠、便秘、糖尿病、蛔虫病等病症。南瓜中的果胶能调节胃内食物的吸收速率,使身体对糖类的吸收减慢,所含的可溶性纤维素能推迟胃内食物的排空,控制餐后血糖上升。

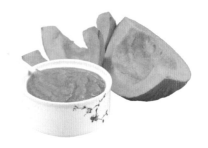

图5-2 南瓜粥

2. 清蒸茶鲫鱼(图5-3)

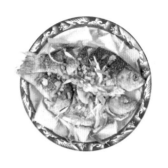

此法可健脾祛湿,清热利尿,缓解因糖尿病而引起的饮水不止症状。鲫鱼性平,味甘,具有健脾、开胃、益气、利水、通乳、除湿之功效。鲫鱼所含优质蛋白易于消化

图5-3　清蒸茶鲫鱼

吸收,可增强糖尿病患者的机体免疫力,有助于血糖控制。

3. 枸杞粥(图5-4)

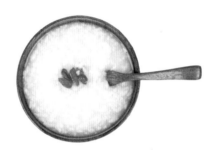

枸杞性平,味甘,具有养肝、滋肾、润肺的功效。主治肝肾亏虚、头晕目眩、目视不清、腰膝酸软、阳痿遗精、虚劳咳嗽、消渴引饮。枸杞粥对肾阴亏虚型糖尿病有食疗作用,尿频多者尤其适用。

图5-4　枸杞粥

第三节 心血管疾病的营养防治与食疗

案例导读

王女士,女,74 岁。可见胸闷、胸痛、乏力等表现,活动后症状明显,半年后逐渐加重。症状出现两年有余,后于当地人民医院检查后确诊为冠状动脉粥样硬化性心脏病,三支血管均出现病变,七处不同程度的狭窄甚至堵塞,较为庆幸的是患者平时身体素质较好,在血管闭塞时出现了侧支循环形成,备用血管的打开也给王女士争取到了治疗时间和治疗机会。

平时在我们的生活中该如何预防这类疾病呢?

冠状动脉粥样硬化性心脏病(冠心病)是指冠状动脉粥样硬化使管腔狭窄或阻塞,导致心肌缺血、缺氧或坏死而引起的心脏病,与冠状动脉功能性改变(痉挛)所致者统称冠状动脉性心脏病,简称冠心病,亦称缺血性心脏病。

一、冠心病的分型及危险因素

冠心病好发于 40~60 岁男性。近年来,临床趋于根据发病特点和治疗原则的不同,将冠心病分为两大类:①急性冠状动脉综合征,包括不稳定型心绞痛、非 ST 段抬高性心肌梗死、ST 段抬高性心肌梗死及冠心病猝死。②慢性冠脉病,亦称慢性缺血综合征,包括稳定型心绞痛、冠脉正常的心绞痛（如 X 综合征）、无症状性心肌缺血和缺血性心力衰竭（缺血性心肌病）。在日常生活中，以各型心绞痛和心肌梗死多见。迄今病因尚未完全明确，普遍认为与高脂血症、高血压、糖尿病、吸烟、肥胖和缺少体力活动等危险因素共同作用于不同发病环节所致。

1. 高脂血症

脂质代谢异常是动脉粥样硬化最重要的危险因素。研究表明，血液中甘油三酯的增高与冠状动脉粥样硬化的发生有一定关系。低密度脂蛋白与极低密度脂蛋白的增高和高密度脂蛋白的降低均与动脉粥样硬化有关。降脂治疗可以使各种心血管急性事件的危险性降低 30%，其中心肌梗死危险性的下降达 62%。另外，调整血脂治疗后，动脉粥样硬化病灶可以明显减轻。

2. 高血压

临床研究及尸检资料均表明，高血压患者冠状动脉粥样硬化发病率明显增高。高血压时，动脉壁承受高压，内膜层和内皮细胞层受到不同程度的损伤，低密度脂蛋白易于进入动脉血管壁，并刺激平滑肌细胞增生，引发动脉粥样硬化。

3. 糖尿病

冠心病是糖尿病的重要并发症。糖尿病患者中动脉粥样硬化发生较早更为常见，冠心病、脑血管疾病和外周血管疾病在成年糖尿病患者的死亡原因中占 75%～80%。

4. 吸烟

长期吸烟者血液中碳氧血红蛋白浓度可达 10%~20%，动脉壁内氧合不足，内膜下层饱和脂肪酸合成增多，前列环素释放减少，血小板易在动脉壁黏附聚集。此外，吸烟还使血中高密度脂蛋白的原蛋白含量降低，血清胆固醇含量增高，以致易患动脉粥样硬化。此外，吸烟时血中所含尼古丁可直接作用于心脏和冠状动脉，引起冠脉痉挛和心肌受损。

5. 肥胖

肥胖也是动脉粥样硬化的危险因素。肥胖可导致血浆甘油三酯及胆固醇水平增高，肥胖者也常伴发高血压或糖尿病，研究发现肥胖者常有胰岛素抵抗，因而动脉粥样硬化的发病率明显增高。

二、老年心血管疾病的营养治疗

营养治疗的目的是通过合理调整膳食中各种营养素，延缓动脉粥样硬化的发生和发展，防止冠心病的病情恶化。通过对危险因子进行饮食干预治疗，降低死亡率，延长寿命。饮食治疗的基本原则是控制总能量，减少脂肪、饱和脂肪酸和胆固醇的摄入，供给充足的微量营养素，提高机体抗氧化能力，改善冠状动脉血液循环，保护血管壁。

1. 控制总能量

膳食能量的摄入以维持理想体重为宜,40 岁以上的高危人群应注意预防肥胖,尤其有肥胖症家族史者,如果超重或肥胖,应减少能量的供给。发生急性心肌梗死时,每日供能一般控制在 4184 kJ(1000 kcal)以内。三大营养素的比例应适宜:蛋白质占总能量的 10%~15%、脂肪摄入量不应超过 30%、碳水化合物 65% 左右为宜。

2. 控制脂肪摄入

改变脂肪酸的构成,大量饱和脂肪酸可使血清总胆固醇水平增加,低密度脂蛋白胆固醇含量增加,尤其是十二碳至十六碳的饱和脂肪酸具有明显的升高血脂的作用。多摄入不饱和脂肪酸,如亚油酸、亚麻酸、EPA、DHA 有降低血胆固醇的作用,此外还有降低甘油三酯、抗血小板凝集、降低血压等作用。膳食中总脂肪的摄入量要求不超过总能量的 30%,饱和脂肪酸的摄入量建议控制在总能量的 10%以内,如果血胆固醇控制不佳,饱和脂肪酸的供能应低于总能量的 7%。饱和脂肪酸、单不饱和脂肪酸与多不饱和脂肪酸摄入量的比例以 1∶1∶1 为宜。建议增加海鱼类和坚果类食品的摄入,以提高不饱和脂肪酸摄入量。

3. 限制胆固醇

作为预防饮食时,食物胆固醇每日供给限制在 300 mg 以下。治疗饮食中胆固醇量不应超过 200 mg。禁用高胆固醇食物,如动物内脏、鱼子、猪皮、猪蹄、蟹黄、奶油、腊肠等。

4. 适量碳水化合物和蛋白质

过多地摄入碳水化合物易导致血中甘油三酯升高,碳水化合物应占总能量的 50%～65%,宜选用复合多糖,多吃粗粮、蔬菜、水果等纤维高的食物,对防治高脂血症、糖尿病等均有益。限制含单糖和双糖高的食品,如甜点、各种糖果、冰激凌、巧克力、蜂蜜等。

5. 控制钠的摄入

冠心病往往合并高血压,尤其在并发心功能不全时,由于肾血管有效循环血量减少,肾小球滤过率下降,导致水钠潴留,血容量增加,心脏负担加重,更应严格控制钠盐的摄入,每日钠盐摄入量一般应控制在 5 g 以下。中度以上心功能不全者,每日钠盐摄入应控制在 3 g 以下。水的摄入量也应适当控制,尤其是难治性心力衰竭患者,每日水供给量应控制在 800 mL 左右。

6. 供给充足的抗氧化营养素

研究证实,维生素可通过多种途径参与并影响动脉粥样硬化的形成,如改善内皮功能、改善脂质代谢、抗炎、抗氧化、降低同型半胱氨酸水平及逆转动脉钙化等。适当增加膳食中抗氧化营养素,如 B 族维生素、维生素 C、维生素 E 的摄入量,可降低冠心病的发病率和死亡率,减缓急性冠状动脉综合征、冠心病猝死的发生率。

7. 禁饮烈性酒,提倡饮淡茶

患者应禁饮 56°以上白酒,如果喜欢饮酒,可少量饮用酒精浓度低的啤酒、黄酒、葡萄酒。茶叶中含有茶碱、维生素 C 和鞣酸。茶碱能吸附脂肪,减少肠道对脂肪的吸收,有助于消化并有收敛作用。每天淡茶 4~6 杯,能助消化及利尿。勿喝浓茶,因为浓茶含咖啡因过多,影响睡眠,且对冠心病不利。

三、老年心血管疾病的食疗方法

1. 坚果

坚果富含多种抗氧化营养素,能够大大降低心脏病患病风险。坚果味道醇香浓郁,能够满足人们的食欲。坚果当中所含的营养物质较为丰富,适量摄取能够为身体补充营养成分,尤其所含有的 ω-3 脂肪酸、维生素 E、纤维素、蛋白质等,有助于保护心脑血管的健康,帮助降低患心脏病的风险。

2. 人参

人参(图 5-5)是一种滋补价值很高的食材,适当摄入人参能够起到补气的效果,同时对于保护心肌也有帮助。心肌一旦失去活力,那么脉搏也会变得虚弱无力,不仅会影响到正常心率,严重时可能会增加患病风险。

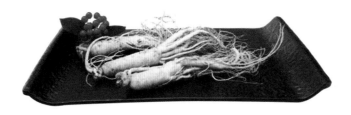

图 5-5　人参

3. 芹菜

芹菜能保护心血管。芹菜作为日常生活中一种较为常见的蔬菜,含有利尿成分,能消除体内水钠潴留;其含酸性的降压成分,能对抗烟碱、山梗茶碱引起的升压反应,从而达到降压效果。常吃芹菜,尤其是芹菜叶,对预防高血压、动脉硬化等都十分有益。

4. 深海鱼

鱼肉是我们日常生活中经常吃到的肉类食物,而且大多数鱼肉的食用价值比较高,鱼肉热量低,营养丰富,如果想要通过吃鱼肉给身体带来一些好处,建议大家选择深海鱼。深海鱼当中所含有的营养物质更为丰富,而且其中的 ω-3 脂肪酸有助于稳定心率,还可以辅助稳定血压。

5. 燕麦

燕麦能保护心脏。燕麦属于粗粮,因为其热量比较低,所以受到了减肥人群的喜欢,适当吃燕麦可以增强饱腹感,控制其他高热量食物的摄入,对于减肥瘦身有帮助。

6. 马铃薯

马铃薯能预防心血管疾病。马铃薯仅有 0.1% 的脂肪,是脂肪含量最低的充饥食物。每天吃一定量的马铃薯,可以减少脂肪的摄入,避免肥胖。此外,它含有丰富的钾元素,可以有效预防高血压,还能降低血液中的胆固醇,改善血管的弹性,从而防止动脉硬化的发生。

第四节 骨质疏松的营养防治与食疗

案例导读

董玉琴,女,71 岁,经常感觉脚底下没根,像踩了棉花样的感觉,全身疼痛,从 40 岁开始就出现个子逐渐变矮,由原来的一米七零,到现在的一米六五,弓形背,患者近两年感腰背部疼痛明显,弯腰和下蹲时加剧,近一个月腰背疼痛加重,即来社区卫生服务机构妇女保健科就诊,该患者在日后应该如何进行护理?

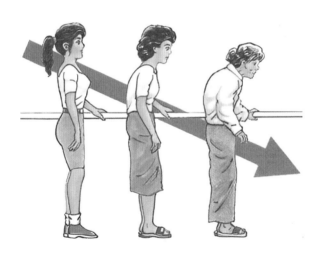

图 5-6 老年女性骨质疏松

一、疾病概述

骨质疏松是一种代谢性骨病,主要是由于各种原因引起的骨量丢失、降低,骨组织微结构的改变,导致骨脆性增加,从而容易引起患者出现骨折的全身代谢性疾病。常见于老年人,尤其是绝经后的女性。其临床表现包括骨痛、肌无力、身高变矮、骨折等。骨质疏松目前已经成为影响中老年人生活质量的一类重要因素,据不完全统计,我国 2016 年 60 岁以上老年人患骨质疏松的比例可达到 30%,女性发病率达到 49%,占到一半以上。大多数绝经后的女性由于激素水平快速下降,导致雌激素对骨组织的保护作用下降,引起骨钙的快速流失,从而引起骨质疏松。骨质疏松给老年人带来的危害,除了引起全身的疼痛、乏力以外,最严重的是跌倒后易引起全身各个部位的骨折。一旦发生骨折,将对中老年人的健康生活造成巨大的威胁。

二、疾病防治

骨质疏松症与钙、磷、维生素 D 等营养素有着密切的关系。通过合理膳食,合理补充钙、磷、维生素 D,适宜阳光照射等均可减少骨质疏松的发生率,以减轻骨质疏松并发症。

1. 摄入足量钙

为保证人体正常钙磷代谢,防止骨质疏松症,首先要保证食物钙的摄入,补钙食物首选奶类和奶制品。若食物中获取钙量不够,应每日补充钙剂,以碳酸钙和枸橼酸钙为首选。

2. 补充维生素

维生素 D_3 可由皮肤经日照产生,但常因衣着、居室光照不足及户外活动少等因素,影响维生素 D 的合成。也可直接从海鱼、鲑鱼、沙丁鱼及鱼肝油等富含维生素 D 的食物中给予补充。鸡蛋、牛肉、黄油、植物油中也含有少量维生素 D。牛奶、奶粉、各类巧克力等食物有助于维生素 D 的供给。

3. 摄入适量磷

磷是人体钙磷代谢中不可缺少的营养素,成人每日磷适宜摄入量为 700 mg。若磷摄入过高,可造成血磷升高,从而降低肠道对钙的吸收。豆类、花生、瓜子、茶叶等食物中含磷量较高,人体血磷浓度稳定性欠佳,常受年龄、饮食、代谢等影响而波动。

4. 摄入适量的蛋白质

蛋白质是预防骨质疏松症中不可忽视的营养素。蛋白质长期缺乏,可导致血浆蛋白降低,从而引起骨基质蛋白合成不足,新骨生成落后,若同时存在钙缺乏,将会出现骨质疏松症,因此在膳食中宜选用含蛋白质丰富的食物,如鱼、虾、牛肉、奶制品、各种豆类等。

5. 摄入适量的维生素 C

维生素 C 是骨基质合成不可缺少的成分,若维生素 C 缺失可使骨基质合成减少。因此在膳食中要多食用猕猴桃、鲜枣、草莓,以及绿色的蔬菜等富含维生素 C 的食物。

三、美味食谱

骨质疏松症会给生活带来诸多不便,而且容易引起各种并发症,甚至还可能危及生命。注重食疗是延缓骨质疏松症的有效途径之一。现推荐几款食谱主要以补充蛋白质和钙质为主,既可以饱口福,也可以有效防治骨质疏松症。

1.黄豆炖猪蹄(图5-7)

猪蹄是绝佳的美容食物,除了可以补充丰富的胶原蛋白以外,

还可以补充足量的钙质。将猪蹄清洗干净后,切成块状,汆水后备用。在锅里加入适量的清水和黄豆,加入生姜片,放入猪蹄后一起炖煮1 h后,等待猪蹄炖软烂后,加入适量调味品即可食用。

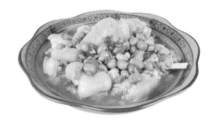

图5-7 黄豆炖猪蹄

2.萝卜猪骨汤(图5-8)

猪骨中含有丰富的钙质,在汤中放入适量的醋,可以促进钙质的吸收。将萝卜去皮清洗干净后切成块状,沥水后备用。将猪骨放入沸水中汆一次捞出,

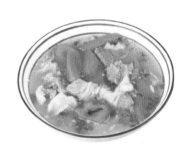

图5-8 萝卜猪骨汤

放入清水,加入生姜,放入猪骨,炖煮30 min 以后加入萝卜,炖1.5 h。

3. 豆腐虾皮汤(图 5-9)

虾皮的钙含量很高,是骨质疏松症患者的首选食材。在汤锅中加入清水后,放入虾皮和黄酒,熬煮 30 min 后加入豆腐(豆腐需要切成块状),熬煮 10 min 后,加入葱花和适量调味品后即可出锅。

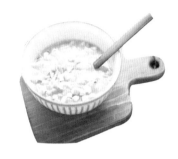

图 5-9　豆腐虾皮汤

4. 怀杞甲鱼汤(图 5-10)

怀山药 10~15 g,枸杞子 5~10 g,约 500 g 的甲鱼 1 只。甲鱼放入热水中宰杀,剖开洗净,去肠脏,加入姜、盐、酒少许调味一起炖煮 1 h,即可享用。此汤具有滋阴补肾、益气健脾的功效。适用于阴虚偏胜的骨质疏松症患者。

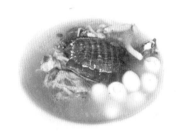

图 5-10　怀杞甲鱼汤

5. 乌豆猪骨汤(图 5-11)

乌豆 20~30 g,猪骨 200~300 g(猪排骨 150~200 g)。将乌豆洗净、泡软,与猪骨一同放置深锅中,加水煮沸后,改小火慢熬至烂熟,酌情放入适量调味剂后饮用。此汤具有补肾、活血、祛风、利湿之功效。适用于老年骨质疏松、风湿痹痛等。

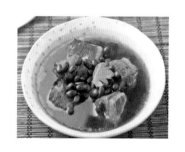

图 5-11　乌豆猪骨汤

6.猪皮汤(图5-12)

猪皮适量,佐料适量。猪皮洗净切块,加水煮开去浮沫,加入葱、姜适量,小火慢炖,待猪皮煮烂熟,放入适量盐调味即可食用。适用于老年骨质疏松、营养不良、贫血等。

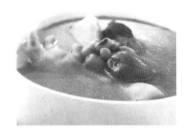

图5-12　猪皮汤

第五节　痛风的营养防治与食疗

案例导读

患者,男性,60岁,两年来因关节疼痛伴低热反复就诊,被诊断为"痛风"。经治疗后,疼痛症状稍有缓解。两个月前,因疼痛加剧,经治疗不明显前来就诊。查体:血尿酸升高,体温37.5 ℃,双足第一跖趾关节肿胀,左侧较明显,局部皮肤有脱屑和瘙痒现象,双侧耳郭触及绿豆大的结节数个(图5-13),白细胞$9.5×10^9$/L[参考值$(4~10)×10^9$/L]。该患者在日后应该如何护理?如何进行饮食疗养?

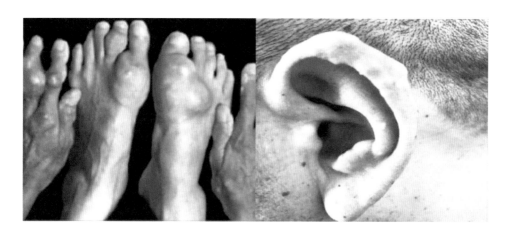

图 5-13 痛风症状

一、疾病概述

痛风是嘌呤代谢障碍所引起的一组异质性代谢疾病,除高尿酸血症外可表现为急性关节炎、痛风石、慢性关节炎、关节畸形、间质性肾炎、高尿酸血症。临床上多见于 40 岁以上男性,女性多在更年期后发病,常伴有家族遗传史。

（一）痛风的分类

本病根据病因可分为原发性和继发性两大类,其中以原发性痛风多见。

1.原发性

原发性痛风多由基因遗传性疾病,因先天性腺嘌呤代谢异常引起。临床以原发性痛风占绝大多数。

2.继发性

继发性痛风由肾病、血液病、药物及高嘌呤食物等多种原因引起。

高尿酸血症为痛风的生化学标志。当男性尿酸值≥420 mmol/L，女性≥360 mmol/L 时，尿酸可析出结晶，沉积在骨关节、肾脏和皮下等处，导致痛风性关节炎、痛风石的产生，从而可引发尿酸性肾病。

二、老年痛风营养防治

营养治疗即通过限制高嘌呤食物的摄入，禁忌烟酒，供应充足水分，减少外源性的核蛋白摄入，降低血清血尿酸水平并促进尿酸的排出，有效防止痛风的急性发作，降低药物使用剂量，以减少药物的不良反应的发生。

1. 限制嘌呤

嘌呤的正常摄取量为 600~1000 mg/d。痛风患者应长期控制高嘌呤食物的摄入，摄入嘌呤量应控制≤150 mg/d。禁食富含高嘌呤的食物，如动物内脏、沙丁鱼、凤尾鱼、鲭鱼、大虾、扁豆、浓肉汤等食物。

2. 限制能量

肥胖是高血压、高脂血症、高尿酸血症及痛风的共同发病因素之一。痛风患者多伴有肥胖、高血压和糖尿病等，故应控制总能量、降低体重。体重应控制在低于标准体重 10%~15%。减重应循序渐进，切忌过快，过快会促进脂肪分解，导致体内乳酸、酮体积聚，抑制肾小管对尿酸的排泄，从而诱发痛风急性发作。

3. 适量的蛋白质

蛋白质可按 0.8~1.0 g/(kg·d)供给，摄入量为 40~60 g/d。

应以植物蛋白为主,动物蛋白尽量不用肉类、禽类、鱼类等,可选用不含核蛋白的食物,如牛奶、鸡蛋等。

4. 限制脂肪

脂肪可减少尿酸的正常排泄,应适当限制,控制在 50 g/d 左右。

5. 足量的维生素和矿物质

蔬菜和水果中含 B 族维生素、维生素 C、铁、锌等微量元素,有利于尿酸盐溶解与排出,应供给充足。痛风易合并高血压,应限制食盐的摄入,2~5 g/d 为宜。

6. 供给大量的水分

除多饮水外,还可选用含水分多的水果和其他食物。每天的进水量应维持在 2000 mL 以上,以促进尿酸的排出,肾功能不全时水分宜适量。

7. 禁止饮酒

乙醇可使体内的乳酸增加,而乳酸可抑制肾小管对尿酸的排泄;乙醇还可促进嘌呤分解而直接使血尿酸升高。酒类本身也可提供嘌呤,如啤酒内就含有大量的嘌呤,故痛风患者应禁止饮酒。

三、美味食谱

痛风会引起关节损害、痛风性肾病、尿酸性尿路结石等,注重食疗是缓解痛风的有效途径之一,推荐给患者朋友们的食谱主要以嘌呤含量低的为主,以补充身体营养。

1. 莲子百合粥(图 5-13)

莲子百合粥可帮助痛风患者恢复精力,增强抵抗力。这款粥能养心安神,降低尿酸,缓解、减轻关节疼痛。

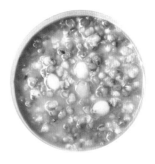

图 5-13　莲子百合粥

2. 香蒜鸭血(图 5-14)

鸭血是高蛋白、低脂的食物。鸭血具有特殊的防止手脚麻木,促进血液循环的作用,也可以防治消化道肿瘤。

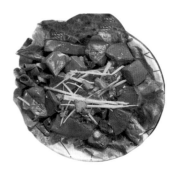

图 5-14　香蒜鸭血

第六节　阿尔茨海默病的营养防治与食疗

案例导读

患者,女,68岁。患者1年前主要表现为记忆力下降、反应迟钝、口齿不清楚,手脚行动不便,记忆力明显下降,经检查基本排除器质性损伤,初步诊断为阿尔茨海默病。此患者在以后的生活中应该如何护理,如何减缓病情进展?如何为此患者进行营养食疗?

一、疾病概述

阿尔茨海默病(AD)是一种起病隐匿的进行性发展的神经系统退行性疾病。临床上以记忆障碍、失语、失用、失认、视空间技能损害、执行功能障碍以及人格和行为改变等为主要特征,病因迄今未明。从目前研究来看,该病可能与下列因素有关。

1.家族史

绝大部分的流行病学研究都提示,家族史是该病的危险因素。某些患者的家属成员中患同样疾病者高于一般人群。最近通过基因定位研究,发现脑内淀粉样蛋白的病理基因位于第21对染色体,可见该病与遗传有关。

2.头部外伤

头部外伤指伴有意识障碍的头部外伤,脑外伤作为该病危险因素已有较多报道。临床和流行病学研究提示严重脑外伤可能是该病的病因之一。

3. 其他

免疫系统的进行性衰竭、机体解毒功能削弱及慢性病毒感染等，以及丧偶、独居、经济困难、生活颠簸等社会心理因素可成为发病诱因。

二、营养防治

1. 补充叶酸和维生素 B_{12}

阿尔茨海默病的发生与机体叶酸和维生素 B_{12} 缺乏有关。研究发现，阿尔茨海默病患者血液中高半胱氨酸的含量特别高，叶酸与维生素 B_{12} 能降低体内高半胱氨酸含量，故补充叶酸及维生素 B_{12} 有助于防止阿尔茨海默病的发生。

2. 常食大豆

大豆（图5-15）含有丰富的异黄酮、皂苷、低聚糖等活性物质。研究发现，大豆异黄酮具有一定的脑保健作用，其化学物质极为稳定，无论炒煮炖均不会破坏其结构，也不影响其效果，所以常食大豆不仅可以摄取充分的植物蛋白，预防血脂异常症、动脉硬化，还有抗癌及预防阿尔茨海默病等功效。

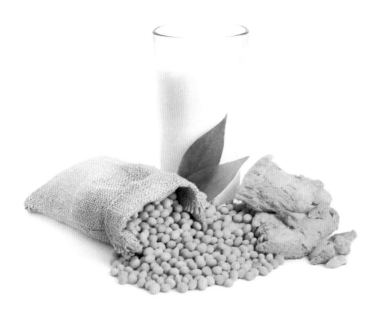

图 5-15　大豆

3. 多食用鱼类食物或适当补充鱼油

研究发现,健康的老人血液中 ω-3 脂肪酸(尤其是二十二碳六烯酸,DHA)的含量远远高于阿尔茨海默病老人。这种脂肪酸在鱼油中含量丰富,还能预防心脏病的发生。因此,多食用鱼类食物,尤其是高油脂的鱼,如鲑鱼、鳟鱼和鱿鱼等,可有效预防阿尔茨海默病。

4. 增加卵磷脂的摄入

研究发现,乙酰胆碱的缺乏是阿尔茨海默病的主要原因。卵磷脂是脑内转化为乙酰胆碱的原料,人们可以从食物中摄取卵磷脂来预防阿尔茨海默病。大豆及其制品、鱼脑、蛋黄、猪肝、芝麻、山药、蘑菇、花生等都是富含卵磷脂的天然食品。摄入人体后可为大脑提供有益的营养,提高智力,延缓脑力衰退。

5. 增加不饱和脂肪酸、维生素的摄入

高不饱和脂肪酸、低盐、低脂肪膳食有助于预防心血管疾病的发生。维生素(尤其是维生素 E、维生素 C)具有清除自由基、延缓衰老的作用。

三、美味食谱

老年人记忆力减退,研究表明其原因与乙酰胆碱含量不足还有维生素缺乏有一定关系。乙酰胆碱缺乏是阿尔茨海默病的主要原因,食用胆碱和烟酰胺丰富的食物,可能对 AD 有帮助。以下几个菜谱如果坚持吃,可以在早期有效预防阿尔茨海默病加重。

1. 香菇炒鸡蛋(图 5-16)

香菇去蒂处理后洗净切片,鸡蛋打成蛋液,姜蒜切成蓉备用;取锅烧油,油热后倒入打好的鸡蛋翻炒至熟,盛出备用;另取干净的锅烧油热后放入姜蓉蒜蓉翻炒四五下,加入香菇片翻炒 3 min 后;放入炒好的鸡蛋一起混合翻炒,此时转小火调味,即可食用。香菇不仅可以预防衰老还有维生素,鸡蛋更

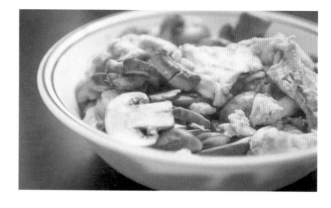

图 5-16　香菇炒鸡蛋

是为人体补充蛋白质的好帮手,阿尔茨海默病老人饮食需要清淡,建议做饭不要放辣椒等。

2. 清炒西蓝花(图 5-17)

西蓝花处理洗净后切成块,胡萝卜削去外皮后洗净切薄片,泡发好的木耳一同焯水 20 s 捞出控干水分备用、大蒜切蒜蓉备用;取锅烧油,放入蒜末翻炒四五下放入西蓝花、胡萝卜和黑木耳翻炒加入适量开水继续翻炒 30 s,淋入适量水淀粉勾芡,加入调味料即可食

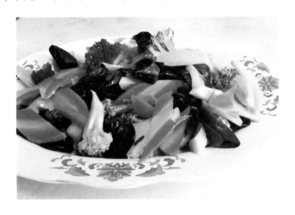

图 5-17 清炒西蓝花

用。(炒菜全程不要超过 2 min,否则影响口感)西蓝花一直有清毒卫士之称,含有高维生素,长期吃绿色蔬菜对预防阿尔茨海默病有很好的帮助。

第七节 老年人癌症的营养防治与食疗

案例导读

李女士,65 岁,两年前确诊乳腺癌,行腋下淋巴清扫术和胸部切除,由于多次化疗,导致李女士脱发和消瘦,在日常生活中李女士应该如何注意自己的饮食和营养呢?

肿瘤是机体在多种内在和外来致瘤因素作用下而产生的新生物。根据肿瘤的特征及其对机体的影响和危害性,可分为良性和

恶性。随着疾病谱的改变,恶性肿瘤已成为目前最常见的三大死亡原因之一。

一、食物中的致癌物

食物中的致癌物包括某些食物中自然存在的或是由于人们生产活动形成的污染物,如黄曲霉毒素、亚硝酸盐等。

1.黄曲霉毒素

黄曲霉毒素 B_1 是一种比较肯定的膳食致癌物,它是由产毒的黄曲霉和寄生曲霉在食品中生长产生的,在我国南方、东南亚和非洲地区的粮油及其制品中污染较严重。黄曲霉毒素在多种动物包括灵长类动物中诱发肿瘤。流行病学调查显示,接触黄曲霉毒素同时感染乙肝病毒是引发肝癌的危险因素。

2.亚硝酸盐

在动物包括灵长类动物的实验中,亚硝基化合物具有一定的致癌性与毒性,并有致畸作用,但对人的致癌作用尚难肯定。流行病学调查表明某些地区食物中的亚硝胺含量与肿瘤发病有关。

3.高温分解产物

(1)杂环胺:由于蛋白质过度加热出现的裂变产物,目前已分离出十多种。从结构上看,它们多属于氨基咪唑喹啉,在哺乳类动物体内,可被代谢酶转化为杂环羟胺。其中一些杂环羟胺本身可与 DNA 分子形成复合物,而干扰 DNA 自身复制。杂环胺是强致突变物质,在实验动物中可引起多种肿瘤。

(2)多环芳烃:与不适当的食物加工有关,如熏烤、反复油炸等。多环芳烃对实验动物有致癌性。

4.乙醇

乙醇可与其他致癌因素起协同作用,如在肝癌发生中乙醇与黄曲霉毒素 B_1 或乙型肝炎病毒存在协同性,在口腔癌和食管癌的发生中乙醇和烟草的共同作用使危险性成倍增加。

5.其他

嚼槟榔与口腔、喉、食管和胃肿瘤发生有关。食物中含过多的盐被认为与胃癌有关,食盐对口腔黏膜有刺激作用,可引起胃黏膜层的破坏,导致胃上皮细胞直接接触胃内容物中的致癌物质。

二、恶性肿瘤患者的营养防治

1.化疗和放疗患者的营养

化疗和放疗对进展期肿瘤患者会出现不良反应,如恶心、呕吐、腹泻、口腔炎症、味觉改变、食欲减退、放射性食管炎等,导致营养不良,降低对治疗的耐受性。此类患者在调整营养素平衡的同时补充抗氧化营养素,可减少如白细胞减少、脱发、恶心、呕吐等不良反应。常见的抗氧化物质有维生素 A、维生素 C、维生素 E 及硒等。

2. 晚期肿瘤患者的营养

晚期肿瘤患者常因肿瘤转移到其他脏器而无法手术切除,患者能量消耗大,营养状况极为不良、免疫功能低下,血中脂质过氧化物明显升高。基本原则是提高进食能力,以提高患者免疫功能和抗氧化能力,调整其他器官的功能,达到延长生存期和提高生存质量的目的。多数营养不良肿瘤患者能量供给可按 146～167 kJ(35～40 kcal)/(kg·d),明显消耗的患者可按 210～250 kJ(50～60 kcal)/(kg·d)。严重营养消耗者蛋白质按 1.5~2.0 g/(kg·d)。

三、美味食谱

(一) 汤类

1. 煮草菇猴头菇

鲜草菇(图 5-18)60 g、鲜猴头菇(图 5-18)60 g,切片;将食油煎热,加盐少许,放入二者,炒后加水煮熟即可。本方主要适用于消化道肿瘤。

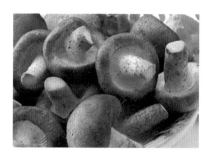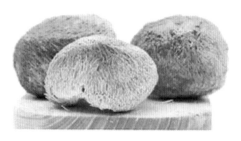

图 5-18 草菇、猴头

2. 猴头白花蛇舌草汤

猴头菇 60 g、白花蛇舌草(图 5-19)60 g、藤梨根 60 g,加水煎汤服。用于胃癌、食管癌、贲门癌和肝癌等癌症。

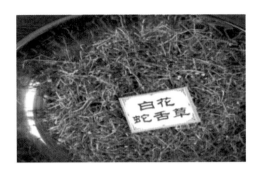

图 5-19　白花蛇舌草

3. 薏苡菱角半枝莲汤(图 5-20)

薏苡仁 30 g、菱角 30 g、半枝莲 30 g,加水煎汤,1 日分 2 次服用。可用于胃癌、宫颈癌等。

4. 苡仁粥(图 5-21)

生苡仁 20 g、糯米或粳米 30 g、白糖半匙。将苡仁和米一起倒入小钢精锅内,加冷水约 1000 mL,中火煮约 30 min,离火。每日 1 次,做早餐或点心吃。常食此粥对于预防胃溃疡癌变甚为理想;对于已发肠胃癌,经手术切除者,食之也能减少复发的机会。

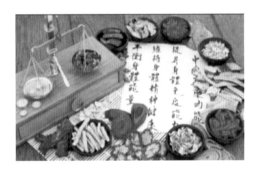

图 5-20　薏苡菱角半枝莲汤

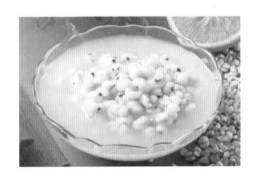

图 5-21　苡仁粥

（二）常见抗癌食物

1. 芦笋

作为公认的"抗癌之王"，要归功于芦笋(图5-22)中的硒元素。它能从根源上解决问题，降低癌细胞在体内的活性，使癌细胞失活，进而

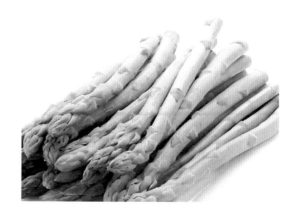

图 5-22　芦笋

达到抗癌的作用。另外还能提高免疫功能，抵御常见的细菌和病毒，所以可以适当食用，好处多多。

2. 龙葵

龙葵(图5-23)内的龙葵碱，不仅可以提高我们的心脏功能，还能阻止癌细胞在体内生长，起到抗癌的作用。

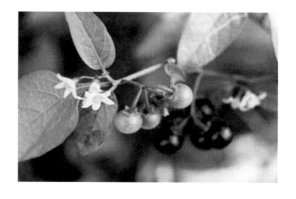

图 5-23　龙葵

3. 柚子

柚子(图5-24)不仅味道酸甜可口，还是名副其实的抗癌水果，其中富含大量的维生素C，可以美容养颜，而且还能燃脂瘦身。柚子中的活性成

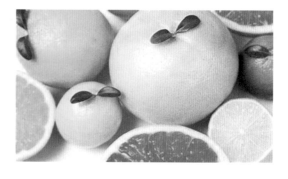

图 5-24　柚子

分可以预防细胞癌变，特别是宫颈癌，所以女性朋友可以经常吃柚子。

4. 洋葱

作为蔬菜中的一种配菜,洋葱可以开胃,还能杀菌消炎,帮助排出体内毒素。其本身的味道对于增强食欲也有一定帮助,是一种非常健康的食物。洋葱抗癌是由于所含的栎皮黄素能够抑制癌细胞的生长,在平时做菜时候常放一些洋葱,对身体非常有好处。

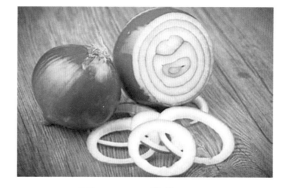

图 5-25　洋葱

(三) 抗癌食谱

1. 虾仁炒木耳(图 5-26)

原料:虾仁、木耳。

做法:虾去头去尾挑出虾线洗净,木耳泡发,虾仁开水焯变色捞出,爆香后放入木耳一起炒制,炒熟即可。

图 5-26　虾仁炒木耳

2. 银耳鲜枣肉丸汤

原料:鲜肉、银耳、鲜枣。

做法:将肉搅碎,加入鸡蛋搅拌至有弹性,捏成一个个肉丸子,加入水、调料、银耳、鲜枣煮熟即可。

第三篇

"药"你健康

第六章
老年人用药基础

第一节　老年人用药特点及原则

案例导读

　　张大爷,70岁,平时有关节炎的老毛病,最近受凉后关节疼痛又加重了,去药店购买了止痛药。服用后关节疼痛症状有所好转,感觉有效果,又连续吃了一周。近日,他觉得头晕乏力,稍微活动后气喘,而且解黑色大便。老伴发现他病情加重后,带他到医院就诊。医生询问病史及用药史后,初步诊断为胃溃疡出血。

　　老年人作为重点人群,生活中离不开药物,老年人用药有什么特点?老年人又应该掌握哪些用药原则呢?

　　由于老年人机体发生退行性改变,生理功能衰退,使得药物在体内的吸收、分布、代谢、排泄过程发生了变化。所以,老年人发生药物不良反应的概率较年轻人高且严重。为了保证老年人用药的安全、合理、有效,应掌握老年人用药的特点及原则。

一、老年人用药特点

老年人用药的特点由老年人的体质特点和老年疾病的发病特点决定。老年人体内各器官和组织的生理功能都有不同程度的退化,对药物的吸收、分布、代谢、排泄都有一定的影响。又因老年人的免疫功能和抗病能力有所减弱,患病的机会增加,出现慢性疾病较多,用药的品种及数量增多,引起药物不良反应和药物中毒的可能性也增多。因此,老年人用药具有突出的特点。

1. 药物在体内分布受影响

老年人血浆中的白蛋白随年龄增加而减少,65 ~ 70 岁者可比青年人减少 1/4。因缺少血浆白蛋白,使一些药物与白蛋白结合减少,影响老年人体内的药物分布,造成游离型药物增多,药物在血中的浓度和停留的时间增加,药效增强,易发生不良反应。

2. 药物代谢速度降低

肝脏是药物代谢解毒的主要器官。老年人随着年龄的增长,肝脏重量不断减轻,70 岁以上老年人肝脏的重量比青壮年约低 30%。此外,老年人的肝中血流量减少,肝药酶活性降低,功能性肝细胞减少,这些变化都会对药物的代谢产生一定影响。又由于老年人长期服药,已经使肝脏受到了一定的损害,使得肝脏对药物的代谢速度大大降低。

3.药物排泄减慢

老龄所致的最大药动学改变在于药物的排泄,是老年人发生药物中毒反应的最重要因素。肾脏是排泄的主要器官,自40岁后,肾血流量减少,导致肾小球滤过率和肾小管排泄能力按每年1%的速度减少。因此,老年人药物清除率降低,使用主要经肾排泄的药物时,易在体内蓄积而造成中毒。同时,老年人的药物血浆蛋白结合率下降,使游离型药物浓度增加,从而引起药物肾小球滤过量增加,产生排泄加快的倾向。一般来说,60岁以上老年人用药,以成人用量的3/4为宜。

4.药物之间易相互作用

由于老年人慢性病较多,常常同时使用多种药物。药物品种多,药物之间容易发生相互作用。多种药物并用时,如果配伍不当就会产生拮抗作用,导致药物不良反应的发生率增高,增加毒副作用。同时,随着所用药品种类的增加,不良反应的发生率也相应增高。据统计,同时使用4~6种药物时,不良反应的发生率可高达15%。因此,老年人用药时,应根据药物的相互作用来决定药物种类及其用量,以减少不良反应。

二、老年人用药原则

1.五种药物原则

有很大一部分老年人多病共存,有多药合用的现象。多种药物合用一方面使老年人用药的依从性下降,另一方面使药物之间的相互作用增强,导致潜在的不良反应发生率增高。据统计,同时使用 5 种以下药物的不良发生率为 4%,6~10 种为 10%,11~15 种为 25%,16~20 种为 54%。药并非越多越好,老年人同时用药不能超过 5 种,用药时明确治疗目的,抓住主要矛盾,选择主要药物治疗,选择"一箭双雕"的药物,比如高血压和冠心病并存时,可以考虑既降压又缓解心绞痛的普萘洛尔。

2.小剂量原则

老年人用药要采用小剂量原则。老年人的用药剂量应根据年龄和健康状态、体重、肝肾功能、临床状况等情况具体分析,能用小剂量达到治疗目的的,就没有必要使用大剂量,老年人切不可自行调整用药剂量。

3.择时原则

择时原则是根据时间生物学和时间药理学的原理,选择最合适的用药时间进行疾病治疗。许多疾病的发作、加重与缓解具有昼夜节律的变化,如变异型心绞痛、脑血栓、哮喘常在夜间发作,关节炎常在清晨出现晨僵,急性心肌梗死和脑出血的发病高峰在上午;药物在体内的代谢也有昼夜节律的变化,如白天肠道功能相对亢进,因此经肠道吸收的药物白天用药比夜间吸收快、血药浓度高;药物效应的发挥也有昼夜节律变化,如胆固醇在夜间合成,故降胆固醇的药物夜间服用效果较好。

4.暂停用药原则

老年人用药后不良反应发生率高、危害性大,在用药期间要随时警惕不良反应的发生,一旦发生不良反应,暂停用药是最简单、最有效的处理措施。老年人用药期间要密切关注不良反应的发生,一旦出现包括躯体、认知或情感方面的新症状,都应考虑药品不良反应或病情进展,应立即告知医生。若是药物不良反应则停药,病情进展则加药。对于服药老年人出现的新症状,停药收益可能多于加药收益,暂停用药是现代老年病学中最简单、有效的干预措施之一。

5.非药物治疗原则

老年人面对有些疾病如早期糖尿病、轻微高脂血症等要重视非药物治疗,可通过保持愉悦的心情,日常注意低钠低糖低胆固醇等均衡饮食,每天进行适当的运动、戒烟限酒等方式促进治疗,形成科学规律的生活方式。

老年用药口诀

生命诚可贵,用药讲原则,五大要点要牢记,能不用就不用,能少用则少用,多药共用需谨慎,合理使用是良药。

第二节　老年人常见药物不良反应

案例导读

2005年春晚中有一个震撼全国人民的舞蹈《千手观音》。在该舞蹈的21位表演者中有18人因药品不良反应致聋,什么是不良反应呢? 不良反应有哪些类型呢? 老年人用药时应该如何应对不良反应呢?

不良反应是指合格药品在药物治疗过程中出现不符合用药目的或给患者带来痛苦与危害的反应。部分患者对其认识不足,对药物产生排斥心理,甚至拒绝使用药物,从而延误治疗。

许多人认为只有假药、质量不合格的劣药才有不良反应。事实上药品的不良反应是药品的固有属性,无法避免,任何药品都有可能引起不良反应,不同的人对同一种药品不良反应有轻有重。一般来说,老年人、特殊时期的妇女、儿童是不良反应发生的高危人群。因此不能认为有了药品不良反应就是药品质量有问题,也不能说发生了药品不良反应是医疗事故。科学认识不良反应,正确合理地用药可降低不良反应发生的风险。

常见的药品不良反应分为8个类型,包括副作用、毒性反应、变态反应、后遗效应、停药反应、依赖性、继发反应和特异质反应,在这里为大家介绍几种常见的。

1. 副作用

由于药物的药理效应涉及多个器官,当某一效应作为治疗目标时,其他效应就成为副作用。比如阿托品这个药物,同时具有解除胃肠道平滑肌痉挛及扩大瞳孔的作用,当阿托品用于治疗胃肠绞痛时,扩大瞳孔导致的视物模糊就是副作用。药物的副作用一般比较轻微,虽不可避免,但可以通过阅读药品说明书提前预知,减少不必要的恐慌。

2. 毒性反应

毒性反应是用药剂量过大、用药时间过长时药物对机体产生的危害性反应。比如同时服用多种感冒药引起的肝肾功能衰竭,市面上的多数感冒药成分相同或相近,多种同时服用时就会导致相同成分的药物剂量过大,引起肝肾毒性。毒性反应与用药剂量呈正相关,一般是可以预知的,所以在用药时应注意掌握用药剂量和间隔时间。

3. 变态反应

变态反应又称过敏反应。变态反应与药物原有药理效应无关,一般不可预知。对于易过敏的药物或过敏体质者,用药前要了解过敏史,并按照规定确定是否需做过敏试验。有过敏史或皮肤过敏试验阳性者禁止使用该药物。

4. 后遗效应

后遗效应指停药后血药浓度已降至阈浓度以下时残存的药理

效应。比如有的老年朋友失眠,服用催眠药后,次晨仍有困倦、头晕、乏力的现象。

5. 停药反应

长期应用某些药物,突然停药使原有疾病迅速重现或加剧的现象称为停药反应。比如长期应用普萘洛尔降血压,突然停药可出现血压骤升,增加脑出血的风险。这类药物达到一定效果想要停药时一定要咨询医生,逐渐减量,缓慢停药。

6. 依赖性

长期应用某些药物后,患者对药物产生主观和客观上连续用药的现象。像镇静催眠药、镇痛药、镇咳药都有可能产生依赖性,老年患者便秘时应用泻药也有产生依赖性的风险。

药品不良反应的诱发因素较多,同一药品的不良反应在不同年龄、不同性别、不同种族、不同疾病的患者中可能表现不尽相同,再加上药物辅料的影响,导致了药品的不良反应不可完全预测。那么我们日常服药的过程中如何减少药品不良反应发生呢？出现药品不良反应时应如何处理呢？

一定要遵医嘱用药,用药期间定期复诊、复查,使用药品前认真阅读药品说明书,避免自行调整药物。服药期间注意观察症状,如果服用后症状不见好转甚至加重或者出现其他明显异常就要及时停药就医。另外提醒大家不良反应的多少和严重程度不是判断药品是否安全的标准,药品说明书中标出的不良反应越完整越能反映其真实性,有些广告宣称"某药品无任何副作用"这绝对是不可信的,因为无任何副作用的药品是不存在的。

 不良反应规避口诀

服药之前看说明,不良反应莫恐慌,遵照医嘱来服药,出现异常应就医,正确用药才安全。

第三节 老年人用药注意事项

案例导读

王女士,70岁,患有顽固的原发性高血压,由于服药不规律,长期以来血压控制得不理想。某晚6点老人自行测血压时发现血压已高达190/110 mmHg,由于急于降压,自行服用10 mg的硝苯地平片,1 h后血压陡降至100/70 mmHg。4 h后血压又反跳至150/95 mmHg,老人害怕药效不足再次服用10 mg硝苯地平片,用药不久就出现休克症状。

老年人作为特殊群体,为保证合理用药,在用药时应该有哪些注意事项呢?

老年人由于各系统功能降低,机体的耐受性降低,对药物的应激反应变弱、变迟缓,特别是肝、肾功能下降后,直接影响到药物在人体内的正常转化和排出;加之有的老年人多种疾病共存,用药品种较多,势必增加发生药物不良反应的风险。另外,老年人对医药知识了解相对较少,又容易受到不良信息的误导,对医嘱用药的依从性差,若再自行用药,更容易造成危险的用药事件,进而威胁到老年人的生命安全。因此,老年人用药时应注意以下事项。

1. 明确用药目的

对能通过改善社会因素和心理因素解除的疾病,应尽量少用或不用药。大多数老年性疾病是由于机体功能的退行性改变所致,如睡眠减少、食欲减退等,一般无须用药治疗,可以通过生活调理和心理治疗来改善或消除病症。除急症或器质性病变外,老年人应尽量避免滥用药物。不滥用偏方和秘方、滋补药及抗衰老药。应避免不遵医嘱盲目服用或长期过量服用维生素制剂、钙剂等。

2. 合理选择药物

老年人用药应简化给药方案,明确用药适应证,避免使用老年人禁用或慎用的药物,用药前须明确诊断和详细询问用药史。对于多种疾病需要多种药物配合治疗时,尽量减少药物种类,并注意药物间潜在的相互作用。因此,要针对老年人个体用药情况进行梳理,逐个分析相互作用,优化组合,尽可能地减少配伍造成的不良后果。对出现的治疗矛盾,应以停药或换药为主。对于功效不确切的保健性食品或营养性药品,应在医师或药师的指导下选用。

不要认为药物越贵越好,要针对病情,合理选药。有些老年人遇到许多与疾病无关的问题,常可引起情绪紧张或愁闷,对此无须用药医治。即使需要用药物治疗疾病也要遵循能口服不注射的原则。

3. 严格掌握用药剂量

由于老年人肝肾功能减退,对药物代谢能力下降,肾脏的排泄也较慢,所以,老年人用药剂量比青壮年应有所减少,用药种类也不宜过多。在同一时间内用药种类越多,发生副作用的机会也就越多,由此可能产生一些不良反应。因此,老年人特别是患慢性器质性疾病的老年人,用药时不能随心所欲,应严格遵守从小剂量开始和剂量个体化原则。否则,顾此失彼,危害极大。

老年人用药量的一般规定:60~80 岁为成人量的 4/5;80 岁以上为成人量的 1/2。老年人用药后反应的个体差异比其他年龄的人更为显著,最好根据患者肝肾功能情况来决定及调整剂量。对主要经肾脏排泄的药物、安全性差的药物以及多种药物同时合用时,及时调整剂量更为重要。对于老年性慢性疾病,在达到理想个体化剂量后,要定期调整,尤其是出现新发疾病或配伍其他药物时,要及时调整给药方案。老年人的用药剂量根据患者自身情况实行剂量个体化方案。老年患者切不可凭自己"久病成医"的所谓"经验",随便加减用药剂量。

4. 提高用药依从性

由于常年用药,老年人服药依从性会逐渐变差。老年患者必须遵守医嘱用药,不可随意增减用药次数,每日用药间隔不规律,切勿在治疗中感觉不适才吃药,稍微好转就停药,不但影响药效让病情反复,也易引发机体抗药性,增加药物不良反应的发生。患有老年痴呆、抑郁症等特殊疾病的老年患者,应当在家属、亲友的协助或监护下用药。

5. 监测用药

患者在用药过程中最好能够详细记录用药情况,以便随时检测用药安全和不良反应。具体内容包括:药品名称、用药剂量、用药时间、用药后主观感受和基本的体征变化。这些内容在复诊以及出现特殊情况时,可为医师和药师提供重要信息。

6. 不轻信广告

老年人用药应保持理智,不可随便听信广告,更不可相信所谓的偏方、秘方,用药要去正规医院听取执业医师的建议,认准国药准字,看清药品成分。

7. 科学进补

适当进补可增加人体免疫,老年患者要根据自身情况考虑是否需要进补,切勿盲目进补。一方面,人的健康处于一种动态平衡,盲目进补有可能打破这种平衡;另一方面,进补有可能和正在服用的药物产生相互作用,增强或减弱所服药物的作用,甚至产生毒性反应。

8. 不滥用抗生素、解热镇痛药、泻药等

老年人存在发热或炎症时盲目服用抗生素药物的现象。病毒感染和细菌感染都可能导致发热或炎症,但老年人体质弱,盲目滥用抗生素会导致细菌产生耐药性而使治疗失败,或导致菌群失调,甚至双重感染,加重病情,还会产生很多副作用。

解热镇痛抗炎药只能缓解症状,不能消除病因。老年人发热或

某处疼痛的原因很多,未查明病因,用解热止痛药虽然能缓解一些症状,但可能掩盖病情,给确诊带来困难或延误治疗时机。有些解热止痛药如索米痛片、阿司匹林还可引起上消化道出血或胃穿孔。

老年人由于消化器官的功能衰退,活动量减少,肠蠕动减慢,容易发生便秘,如果常用泻药排便,容易导致结肠痉挛,同时还会影响食物中维生素和钙的吸收,易发生维生素缺乏症和骨质疏松症等。因此,老年人应多食些含纤维素的食物,如粗粮、蔬菜、水果等以增加肠蠕动,预防便秘。

抗生素小常识

1. 什么是抗生素?抗生素是指由微生物(包括细菌、真菌、放线菌属)产生的具有抑制或杀灭其他病原体作用的化学物质。

2. 抗生素药物包括哪些?抗菌药物、抗病毒药物、抗滴虫原虫药物、抗支原体衣原体立克次体药物等。

3. 滥用抗生素的危害?滥用抗生素能引发不必要的副作用,容易诱发细菌的耐药性,导致病原微生物对药物产生抵抗,并损害人体器官,导致二重感染,浪费医药资源。

4. 感冒发热就要使用抗菌药物?感冒大部分是由于病毒引起的,病程多为自限性,治疗原则以多休息、多饮水,对症处理等措施为主,无须积极使用抗菌药物治疗,抗菌药物仅限于出现合并细菌感染症状,如咳脓痰或流脓涕、白细胞增高时才应用。

第四节　老年人常见用药误区

案例导读

　　何先生,58 岁,一个月前开始出现尿多、多食的症状,最近几天在一次搬运货物时,由于全身乏力,不小心摔了一跤,去医院在医生的建议下做了全面检查后,被诊断为 2 型糖尿病。医生开了口服降糖药二甲双胍进行治疗,要求 1 天服用 2 次,1 次 0.5 g,并嘱咐何先生要注意调整饮食和生活习惯。何先生回家后按照医生的医嘱服药 1 周后,见症状明显好转,便自行调整了用药剂量,一天之内服用二甲双胍 2.5 g,服药 1 h 后,何先生开始出现昏迷症状,妻子拨打 120 后送入医院。医生诊断何先生错误使用二甲双胍后导致发生了糖尿病并发症,引起了乳酸性酸中毒症状。

　　我国已经步入了老龄化社会,据相关资料报道,有八成以上的老年人患有一种以上慢性病,五成左右的老年人有两种或两种以上疾病,且病情复杂交错,服用的药物种类繁多,通常需要长期的药物治疗。但是不少老年人在服用药物时,都或多或少存在一定的问题,缺乏用药知识以及错误的用药观念,使老年患者在服用药物时存在误区。

1. 误区一:稍有不适就用药

老年人有时身体不适,并不需要药物治疗,因为有些不适是由于年龄增长而引起器官、组织退行性改变的结果,一般是不可逆的,服用药物非但起不到作用,反而容易导致药物不良反应。所以,老年人不要身体稍有不适就立即服药,即使服药,也要去医院诊治,对症下药。

2. 误区二:吃药跟着广告走

老年人容易被广告忽悠,也容易听信别人的介绍,购买药品、保健食品、保健器械。对广告一味轻信,容易上当受骗。老年人生了病,应在医生的指导下正确服药,不要盲目听信广告和他人宣传,以免延误病情。

3. 误区三:贵药、新药就是好药

很多老年人认为,药品的价格越贵疗效越好。实际上,药价的贵贱与疗效的好坏没有必然的联系。药价的贵贱,不是根据药物对某一疾病的疗效而定,而是根据其原料成本、工艺过程、销售环节等因素决定的。一些价格较贵的新药面市不久,医生还缺少临床经验,药师缺乏用药经验,对其疗效还不太清楚,患者不能一味觉得新药就好。

4. 误区四:用药数量越多越好

根据调查,老年人服用药物的种类6种以上的人占老年人比例的1/4,这是因为老年人慢性病多,因此需要服用不同的药物进行治疗。但正是由于多种多样的药物共同作用,从而使药物产生的不良反应率也大大增加。有相关数据报道过,服用 5 种以下药物的老年人发生的药物不良反应率约为 20%,而服用 6 种以上药物的老年人发生的药物不良反应率高达 80%。这样惊人的数据背后实际上是用药数量过多所造成的身体各项功能减退以及损伤。服药数量过多会引起肝肾功能衰退损伤,并由于各种药物之间存在配伍禁忌,从而增强了药物的毒副作用。

5. 误区五:药物想什么时候吃就什么时候吃

曾有一名老年糖尿病患者,在饭后 30 min 内服用了降糖药,结果使降糖药和胃酸接触后药效降低,没有起到降糖作用。其实大部分降糖药应该在饭前半小时服用,这是因为糖尿病患者在进餐后血糖值更高。还有一些药物应在空腹时服用,如胃黏膜保护药、促胃动力药、抗生素等。而餐后服用的药物有非甾体抗炎药、补血药、中和胃酸药,以及在餐后服用使药物生物利用度增加的药物,如苯妥英钠、螺内酯、氢氯噻嗪。不同的药物有不同的服用方法,同一种药物在一天中的不同时间服用,其疗效也会有所差别。而有些老年患者却认为药物在饭前、饭后或任意时间服用都不会对身体产生危害,只要当天服药了就可以。这是一种十分错误的用药方式。

6. 误区六:自己的身体自己最清楚

有一些老年患者在用药时会对身体进行自我诊断。这种情况多发生于平时体格较好的老年人身上。当身体出现头痛或感冒以及其他不适的症状时,并不去医院就医,而是自我诊断,购买药物进行治疗。但实际上有些药物看起来能够立即见效,但在不了解身体真实情况下服用一些药物会掩盖身体的真实病情,从而延误治疗,造成更严重的后果。在疾病高发的春秋两季,很多医院都会收治一些经自我诊断自行服药而造成身体危机的老年病患。

安全用药小贴士

老年人在服用药物上会存有一定的误区,都是由于一些错误的用药观念导致的。对此除了帮助老年人转变用药观念,更重要的是家人以及看护人员要关心老年人的用药情况。对他们进行药物护理指导,时刻观察老人的生活情况及身体状况,让老人按照医嘱进行服药,并防止老人出现误服、漏服、忘服、重服的现象。最好家人能够帮助老人建立用药档案和记录,观察老人用药后的反应和病情发展情况,按时陪老人去医院进行身体检查。

经常给老年人普及一些用药常识,科学用药,合理用药,切记不要随意购买一些药品和补品,这有可能会使老人的身体状况加重,使孝心变成了害心。

第五节 老年人药品说明书须知

案例导读

李女士,70岁,最近在一次旅途中感冒发热,为了快点好,一次吃下5种感冒药,服药4天后出现尿少、恶心、呕吐等症状,回家就医,被诊断为药物性肝损害、急性肾功能损害,险些危及生命。

老年人服药时需不需要看药品说明书呢? 药品说明书里有哪些用药知识呢? 不同的药品名称代表的是不同的药品吗?

老年人在生活中会出现自行去药店购买药物的情况,为保证自行购买使用药物的安全性,在购买和使用药物前务必查看药品外包装上的有用信息。药品外包装上的有用信息有:药品名称、批准文号、有效期、专有标识、成分、功能主治(适应证)、规格、用法用量、不良反应、禁忌、注意事项等。

1. 药品名称

药品名称包括通用名称(图6-1)和商品名称。药品的通用名是国家药典采用的法定名称,全世界通用,不论哪个厂家生产的同种药品都要使用的名称。通用名称一般由有效成分和剂型组成,如阿司匹林肠溶片,阿司匹林为有效成分,肠溶片为剂型类型。

商品名称是生产厂家或企业的产品注册名也叫品牌名,不同厂家生产的同一种药品可以有不同的商品名称,如感冒药快克、感康等。但快克对应的通用名称为复方氨酚烷胺胶囊,感康的通用名称为复方氨酚烷胺片。两者的有效成分基本一致,如同时使用就可能出现用药剂量过大所导致的毒性反应发生,如肾毒性、肝毒性等。因此,老年人在自行选择购买服用药物时,为避免出现重复用药的情况,应注意查看药品的通用名称。

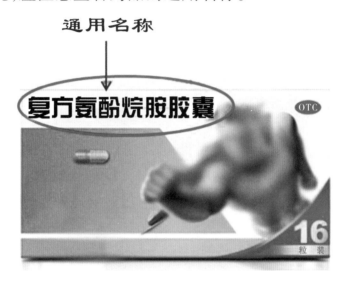

图 6-1　药品的通用名称

2. 批准文号

批准文号是国家批准药品生产企业生产药品的文号,相当于药品的身份证,是最直接、最简单从外观判断药品合法性的标志之一,有规范的格式。

格式为:国药准字+字母+8 位数字。化学药品使用字母"H",中药使用字母"Z",生物制品使用字母"S",进口分包装的药品使用字母"J"。有了这个知识,可以直接从外观上识别真假药及区别药品和保健品。没有批准文号或文号不符合规定的,均可认作假药到相关部门进行投诉。

3. 生产日期及有效期

生产日期是药品生产的具体日期,有效期是指可保证药品安全有效使用的期限(图6-2)。使用药物时一定要确保药品在有效期限范围内。

有效期的具体标注格式有两种:一种是"有效期至×年×月×日",这种很明了;另一种是"×年×月",比如有效期至2022.4,是指该药品可用至2022年04月30日。

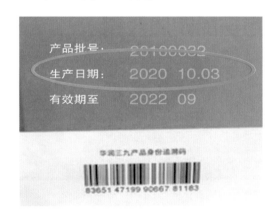

产品批号: 20180832

生产日期: 2020 10.03

有效期至 2022 09

华润三九产品身份追溯测码

83651 47199 90867 81163

图 6-2

4. 专有标识

国家药品管理法明确规定,麻醉药品、精神药品、医用毒性药品、放射性药品、外用药品和非处方药品,必须印有规定的标识。比如生活中常见的感冒药,外包装上印有"OTC",这是非处方药的标识(图6-3)。国家为了保障人民用药安全有效、使用方便,将药物分为处方药和非处方药进行管理。处方药是指必须凭执业医师或助理执业医师处方才可调配、购买和使用的药品。非处方药是指不需要医师处方即可自行判断、购买和使用的药品。根据药品的安全性,非处方药分为甲、乙两类,乙类比甲类的不良反应相对轻些,更安全些。甲类OTC专有标识的背景是红颜色的,乙类OTC的背景是绿色的。再比如药品包装上面印有"外"这个字样,指的是外用药品,这类药品就不可内服。

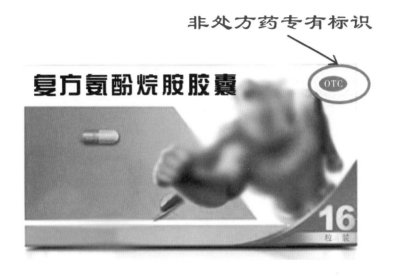

图 6-3 专有标识

5.适应证或功能主治

"适应证"或"功能主治"是说明该药品在治疗哪种疾病或者改善缓解哪些症状方面具有疗效。使用药品时一定要注意药品的适应证,只有对症下药,才能达到治病的目的。

6.用法用量

"用法用量"给出用药剂量和方法的指导,但有时候往往不是一天吃几次,一次吃几颗那么简单。不同的药物有不同的用法,一定要分清。详细内容如下:

(1)饭前服:指用餐前半小时服用。

（2）饭后服：指用餐后 15～30 min 服用。

（3）饭时服：指用餐的同时服用。

（4）睡前服：指睡前 15～30 min 服用，如安眠药，30 min 起效后能促使人快速睡眠。

（5）空腹服：指清晨或饭前 1 h 或饭后 2 h 服。

（6）顿服：不是指每顿饭后服药，而是指将一天的用药量一次性服下。

（7）一天三次：是指早中晚服用，最好做到每隔 8 h 服用。

7. 不良反应

俗话说"是药三分毒"，药物作用具有两重性，在发挥治疗作用的同时，也存在不良反应。药物使用说明书上所列的不良反应，不是每个人都会发生，一般发生率很低。出现药物不良反应与很多因素有关，如身体状况、年龄、遗传因素、饮酒等。不要看到说明书上列了一大串不良反应就不敢用药了，在用药时出现不良反应，轻微而又需继续治疗的，可以一边治疗一边观察，同时向医师及药师咨询，较严重的应立即停药到医院就诊。

8. 禁忌及注意事项

"禁忌及注意事项"是为了避免药物使用给人体带来的损害，明确说明哪些人不能用、哪些事不能做，否则可能会出现不良后果，严重时甚至会危及生命。看禁忌时，应注意辨别药品说明书中的【禁用】【忌用】【慎用】这三个词，可别小看这一字之差，里面的含义可大有不同。

（1）禁用:绝对不能使用,这是对用药最严厉的警告,否则引起的后果可能非常严重。例如对青霉素有过敏反应的人,就要禁止使用青霉素类药物。

（2）忌用:是指某些药品对某些个体差异较大的患者可能出现严重不良反应,因此没有足够把握时要避免使用。

（3）慎用:是告诉患者,有些人可能对此种药容易产生不良反应,并不是说不能使用。提醒患者服用该药时要小心谨慎。在服用之后,必须细心观察患者用药后有无不良反应出现。如有就必须立即停止服用,如果没有则可以密切观察继续服用。

药品说明书小常识

药品说明书是载明药品的重要信息的法定文件,是选用药品的法定指南。新药审批后的说明书,不得自行修改。药品说明书可以作为药品管理领域一系列法律事实的认定依据,包括判定假药劣药、缺陷药品、虚假药品广告和药品召回对象的认定依据。在1997年,某药厂擅自删减了卡马西平说明书中不良反应的部分内容,结果患者服药后出现严重皮肤皮疹,经抢救脱离危险。患者状告厂家擅自删减药品说明书中的重要内容,造成患者服药后身体严重损害,厂家赔偿患者5.5万元。这是我国首例患者状告药厂的案例。

第六节　老年人常用剂型使用指导

案例导读

　　胡老太,65岁,因高血压在药店购买了某降压药的缓释片,但因吞咽困难,随将该药物碾碎后用水冲服。服用药物一段时间后出现心动过缓伴低血压,家属发现后立即送医院进行抢救治疗。

　　老年人服用药物时能随便改变药物的剂型吗？不同的药物剂型应该如何正确使用呢？

　　任何药物在供给临床使用前,均须制成适合于医疗和预防应用的药物剂型形式,即药物的剂型。药物剂型可以方便药物的临床使用,使药物的治疗作用充分发挥,并降低或避免药物的不良反应。同一种药物可以有不同的剂型,产生不同的作用特点,而不同剂型有不同的使用方法及注意事项。

　　老年人常用的剂型有普通片剂、胶囊、肠溶片、缓释或控释制剂、舌下片、泡腾片、咀嚼片、分散片、滴丸等。

1. 普通片剂或胶囊

　　普通片剂或胶囊用 200 ml 的温开水吞服即可,吞咽困难的老年人必要时可将普通片剂研碎服用。

2. 肠溶片

肠溶片应整粒吞服,不可咀嚼或研碎,以免破坏肠溶结构,导致在胃内溶解,增加药物不良反应,如阿司匹林肠溶片。

3. 缓释或控释制剂

缓、控释制剂可减少给药次数,维持稳定的血药浓度,进入体内后缓慢释放。使用前一定要仔细阅读药品说明书或请示医师,除另有规定外,这类药物应整片吞服,严禁嚼碎或掰开分次服用,否则会发生药物倾泻现象,使得药物瞬间大量快速释放,造成血药浓度陡升,增加药物的副作用,威胁生命安全。缓、控释制剂每日仅用 1～2 次,服药时间宜在清晨起床后或睡前,如硝苯地平缓释片。

4. 舌下片

舌下片应取坐位或者半坐位,迅速给药,放于舌下,含 5 min 左右,不得咀嚼或吞咽;含后 30 min 内不宜吃东西或饮水,如硝酸甘油片。

5. 泡腾片

泡腾片以 100～150 ml 凉/温水浸泡,待完全溶解或气泡消失后饮用。泡腾片中加有泡腾崩解剂,遇水会产生大量的二氧化碳气体,若直接将其放入口中,大量气体急剧充斥气道,有引起窒息的风险,如维生素 C 泡腾片。

6. 咀嚼片

咀嚼片应在口腔内充分咀嚼后用少量温水送服,如铝碳酸镁咀嚼片。

7. 分散片

分散片在水中能够迅速崩解并均匀分散。分散片可加水分散后服用,也可将其含于口中吮服或吞服,如尼美舒利分散片。

8. 混悬剂和乳剂

混悬剂和乳剂在使用前应充分溶解或摇匀后使用,以免药物浓度不均,如布洛芬混悬液。

9. 滴丸

滴丸可用少量温开水送服,亦可含于舌下(如丹参滴丸),服用滴丸时,应仔细阅读药物的说明书,剂量不能过大。

10. 含漱剂

含漱剂的成分多为消毒防腐剂,不宜咽或吞下;含漱后不宜马上饮食或饮水。

11. 滴眼剂

清洁双手,将头部后仰,眼向上望,用食指和拇指轻轻将眼睑牵拉成袋状,将药液从眼角侧滴入眼袋内,一次 1~2 滴。滴药时应距眼睑 2~3 cm,勿使滴管口触及眼睑或睫毛,以免污染。滴眼后轻轻闭眼 1~2 min,同时用手指轻轻压眼内眦,以防药液经鼻泪管吸收入血引起全身的不良反应。若同时使用 2 种药液,宜间隔

10 min。如药液出现混浊或变色,切勿使用;滴眼剂打开后半个月至一个月后,无论药液剩余多少都必须丢弃。

12. 滴耳剂

用手或腋窝将滴耳剂温暖几分钟,将头稍倾斜或靠向一边,使耳朵向上,轻轻拉下耳垂,使耳道暴露,挤出处方量的药液,5 min后换另一只耳朵。

13. 气雾剂

使用前尽量将痰咳出,按说明书的建议手持气雾剂,用前将气雾剂摇匀,双唇紧贴喷嘴,头稍后倾缓缓呼气,尽量让肺部气体排尽,深吸气的同时按下气雾剂,使舌头向下;屏住呼吸 10 ~ 15 s,用鼻子呼气。使用后用温水清洗口腔。

14. 透皮贴剂

透皮贴剂的使用部位请参阅说明书或听取药师的建议,使用时将双手清洁干燥,并清洁和干燥使用部位,从包装中撕出贴片,手不触及含药部位,贴在皮肤上压紧,按擦贴片的边缘处使之贴紧。

对于大多数药物,为了避免影响药效,用温开水或凉开水送服药物是最安全的,一般不宜用茶水、酒类、碳酸饮料、奶制品等送服药物。

🖋 药物剂型小常识

药物原料,通常以粉末状、液体或半固体为主,有的带有苦味或异味,有的进入人体后作用时间太短,为了临床需要、使用方便、便于贮存,把原料药依其性质、用药目的、给药途径,制成各种不同性状的制剂,在药剂学上称为"剂型"。药物剂型的分类方式有多种,其中按给药途径可分为经胃肠道给药和非经胃肠道给药。常用的经胃肠道给药的有:片剂、颗粒剂、胶囊剂、丸剂、散剂、口服溶液剂等;常用的非经胃肠道给药的有:注射剂、气雾剂、粉雾剂、洗剂、软膏剂、贴剂、滴眼剂、滴鼻剂、含漱剂、舌下片、栓剂等。

第七节　正确掌握用药时间

🖋 案例导读

生活中我们经常会问这样的问题,药什么时候吃? 饭前还是饭后? 药是饭前吃好还是饭后吃好呢? 又该如何正确把握用药时间呢?

先看看服药时间解读。空腹:餐前 1 h 或餐后 2 h 服用。饭前:饭前 30 min 左右服用。餐中:进食少许后服药,服完后可继续用餐。饭后:饭后 15～30 min 左右服用。晨服:早上服(早餐前或早餐后)。睡前:睡前 15～30 min 左右服用。

1.饭前服还是饭后服

饭前服用指药物在吃饭前 30 min 服用;饭后服用指药物在饭后 30 min 左右服用。事实上,多数药物服用是不强调饭前饭后的,对于这类药物患者可根据自身情况、生活作息制定合适的服药时间。一般来说,饭前服药吸收较好,且发挥作用较快;饭后服药吸收较差,显效也较慢。有刺激性的药物,宜饭后服用,可减少对胃肠道的刺激。而易与食物发生相互作用的药物则适合饭前服用。

2.服药时间安排

一天三次:没有特殊要求的药品一天三次可与一日三餐挂钩。但像降糖药,药理作用与餐后血糖的升高密切相关,需在饭前半小时服用,再比如调节胃肠功能的药物,药理作用的发挥与食物对胃肠道的影响密切相关,适合饭后服用。一些特殊的药物,比如抗菌药、抗癫痫药、孕激素等药物,需要维持体内 24 h 的血药浓度稳定,避免血药浓度波动,需要每 8 h 或接近 8 h 服用一次。

一天两次:一般可以放在早、晚服用或者间隔 12 h 左右。但特殊情况也要特殊对待,例如抗焦虑、抗抑郁的药,一天两次可以放在早上和中午服用,如氟哌噻吨美利曲辛片、司来吉兰等,因为这些药物会导致患者失眠。如果是遇到治疗静脉曲张的地奥司明,一天两次需放在中午和晚上服用。因为静脉曲张患者经过晚上休息和腿部抬高后下肢的酸胀可得到缓解,但是白天站立和从事劳动后会加重。

一天一次:若没有具体要求,为维持稳定的血药浓度,固定一天中的某个时间段服用即可。对于这个时间段的选择是要综合考虑的,参考时辰药理学,如胆固醇主要在夜间合成,那降胆固醇的药物夜间服用效果更好;人的血压在一天中呈现"两峰一谷"的状态波动,即9~11点、16~18点最高,午夜最低,其中晨峰现象最为明显。在血压峰值前1~2 h给药会使药物作用达峰时间与血压自然波动高峰期吻合,能达到理想的降压效果。故对于大多数服用长效降压药的患者,服药时间应确定为在早上7点左右。对于一些镇静催眠药和引起嗜睡的药物则晚上服用比较好;像利尿药则可以放在白天服用,免得晚上服用后夜尿增多影响睡眠。

一天四次:在三餐及睡前用药。

一天五次:这种情况比较少见,白天每4 h服用一次。

必要时服用:在症状出现时或需要控制症状时服用。像止痛药、退烧药等。

最后说明一下,关于服药时间的把握,大家首先要看说明书中的用法用量,如果说明书里有提供这方面的说明和建议,我们就按照说明书来服药。如果没有提,可以不用过分的纠结,根据自己的作息时间、病情、医嘱来服药(表6-1)。

表 6-1　常用药物服药时间表

一、适合清晨空腹服用的药物		
种类	药物	说明
①用于免疫性疾病的肾上腺皮质激素	如泼尼松、泼尼松龙、地塞米松等	可减少对肾上腺皮质功能的影响
②长效一日一次服用的降压药物	如氨氯地平等	清晨服用可有效控制血压。如果血压控制不佳,可能还需要在一日的其他时段加用短效降压药物
③抗抑郁药	如氟西汀、帕罗西汀等	如因抑郁、焦虑、猜忌等症状清晨重晚上轻
④利尿药	如呋塞米、螺内酯等	如果是一日一次服用,宜放在清晨,可避免夜间排尿次数过多
⑤驱虫药	如阿苯达唑等	清晨服用可减少人体对药物的吸收,增加药物与虫体的直接接触

续表 6-1

二、适合餐前服用的药物		
种类	药物	说明
①胃黏膜保护药	如氢氧化铝或复方制剂等	可充分附着于胃壁,形成保护屏障
②促进胃动力药	如多潘立酮、西沙比利等	以利于促进胃蠕动和食物向下排空,帮助消化
③部分降糖药	胰岛素促分泌剂中的磺脲类如甲苯磺丁脲等,格列奈类如格列齐特、格列吡嗪、格列喹酮等;胰岛素增敏剂如罗格列酮、吡格列酮等	饭前服用,使胰岛素在饭时发挥作用
三、适合中餐服用的药物		
种类	药物	说明
①部分降糖药	二甲双胍和阿卡波糖、伏格列波糖等	可以减少对胃肠道的刺激
②助消化药	如酵母、胰酶、淀粉酶等	发挥酶的助消化作用,避免被胃酸破坏
③肝病辅助用药	多烯磷脂酰胆碱胶囊	餐中或餐后均可服用,推荐餐中更佳,帮助吸收
④减肥药	奥利司他	进餐时服用,减少脂肪吸收

续表 6-1

四、适合餐后服用的药物		
种类	药物	说明
①非甾体抗炎药	如阿司匹林、吲哚美辛、尼美舒利等	餐后服用减少对胃肠道的刺激
②B 族生维素	如复方维生素 B、维生素 B_1、维生素 B_2 等	餐后服用可随着食物缓慢进入小肠以利于吸收
③服药后有消化道不适的药物	/	如该药无特别强调说明，均可以尝试在饭后服用，以减轻胃肠道刺激

五、适合睡前服用的药物		
种类	药物	说明
①催眠药	如咪达唑仑、艾司唑仑、安定等	睡前服用帮助入睡
②平喘药	如沙丁胺醇、二羟丙茶碱等	哮喘多在凌晨发作，睡前服用平喘效果更好
③他汀类降脂药物	如辛伐他汀、普伐他汀等	肝脏合成胆固醇多在夜间，睡前服用效果好
④抗过敏药	如苯海拉明、异丙嗪、氯苯那敏、酮替芬、赛庚啶等	服用后易出现嗜睡、困乏等，睡前服用安全且有助于睡眠

🖋 安全用药小常识

为什么要选择特定的服药时间？

人体的生理变化具有生物周期性，一些生理功能或病理现象呈明显的昼夜节律。而机体对药物的敏感性也存在昼夜的差别。简单说，因为人体本身的生理因素，造成白天和晚上不同的时间就算服用同样的药物，治疗效果和毒副作用也可能会大不相同。同样，饭前和饭后不同的时间服药，药物的吸收及对胃肠道的刺激也可能大不相同。为了获得最佳的治疗效果，尽量减少毒副作用，一些药品应选用特定的时间服用。

第八节 药物的正确储存方法

🖋 案例导读

也许生活中你遇到过这种情况，药品明明还在保质期内，却出现了变色、膨胀、黏在一起等变质现象。这种保质期内变质的药物能否服用呢？居家用药应如何正确储存药品呢？

药品质量受温度、湿度、光线、空气、储存时间以及微生物等因素的影响。每种药品的包装上和说明书中都会有"贮藏"这一项，里面会列出药品的储存条件，这些储存条件都有其严格对应的要求（图6-4）。药品说明书中有一些常用术语，如密闭、密封、遮光、阴凉处、凉暗处、冷处和常温等,要正确理解其含义。

【药代动力学】
　　阿司匹林在吸收前、吸收期间和吸收后,转化成其主要代谢产物水杨酸。代谢产物主要经肾脏途径排泄。
　　除水杨酸之外,阿司匹林的主要代谢产物为水杨酸的甘氨酸结合物(水杨尿酸)、由水杨酸氧化生成的乙醚和脂型葡糖醛酸甙(水杨酚葡糖苷酸、水杨酰葡糖苷酸)、龙胆酸,由水杨酸氧化生成及其甘氨酸结合物。由于剂型,阿司匹林在口服给药后吸收迅速、完全。阿司匹林的剩余一酰基部分在通过胃肠道粘膜时,部分发生水解分裂。
　　口服阿司匹林肠溶片后,血药浓度达峰时间为3~6小时。水杨酸的消除动力学在很大程度上取决于剂量,因为水杨酸的代谢能力有限(消除半衰期在2至30小时之间波动)。
　　阿司匹林的消除半期仅为几分钟,而水杨酸的消除半期可从0.5g阿司匹林给药的2小时到1g阿司匹林给药的4小时;单剂量5g给药后,消除半衰期延长至20小时。
　　人血浆中的蛋白结合取决于浓度;已报道49%至70%以上(阿司匹林)以及66%至98%(水杨酸)的蛋白结合率。
　　阿司匹林给药后,脑脊液和滑液中均已检出水杨酸。
　　水杨酸能够穿过胎盘屏障并可进入母乳。
【贮藏】
　　密封、在25℃以下保存。取出后应立即服用。轻放在儿童触及不到的地方。
【包装】
　　铝塑包装
　　30片/盒
【有效期】
　　36个月
　　有效期后请勿使用。
【执行标准】
　　进口药品注册标准JX20120237
【进口药品注册证号】
　　H20160684
【批准文号】
　　国药准字J20171021

图 6-4　药品的贮藏

1. 密闭、密封

密闭是将容器密闭,尘土和异物无法进入。密封是将容器密封,以防止风化、吸潮、挥发或异物进入。要密闭保存的药物应放在玻璃瓶内,瓶口要封严,不能用纸盒贮存,否则容易变质。此类药物包括维生素 C、鱼肝油滴剂等,以及一些易挥发的药物如红花油、碘酒及其他含酒精的制剂。

2. 对温度的要求

常温为 10~30 ℃,冷藏为 2~10 ℃,阴凉处为不超过 20 ℃,凉暗处为避光且不超过 20 ℃。一般像胰岛素、活菌制剂和部分滴眼液都需要在冷处保存。需要特别注意的是除非包装上明确提示要0 ℃以下储存,否则不可将药物冰冻,不然可能会导致部分药品失去效力;药效不受影响的药物也有可能因冻结后体积膨胀而造成包装破裂,药品流失或受到污染。

3. 对光线的要求

遮光:用不透明的容器包装。避光:避开阳光直射。需要遮光的药物,往往会有棕色的玻璃瓶、棕色塑料瓶、铝箔或是其他不透光的包装,这样的药品需要放在原包装中保存。如果原包装有破损,不能保证遮光性,则需要把药品放在柜子、抽屉等不见光线的地方保存。需要避光的药物,只需做到不将避光药品放在太阳底下直晒即可。

理解了上述术语,针对药品的保存要"因药而异"。

常见药品变质的表现如下:

片剂:瓶装片剂拆封后的使用期限一般是半年,但服用时需要掰开的药品,建议掰服剩下的药品 24 h 内使用完。因片剂淀粉等辅料易吸湿,而使片剂发生质量变化,产生碎片、潮解、粘连等现象,导致变质,所以保存时主要注意防潮。若片剂出现变色、霉点、斑点则不能再使用(图 6-5)。

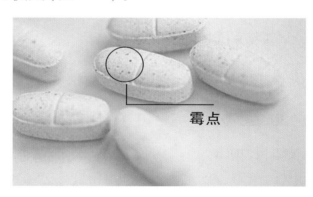

图 6-5　变质的片剂

胶囊:胶囊开封后建议 3~6 个月使用完。胶囊开封后易吸潮粘连,存放时注意防潮,还要注意不可储藏于高温高湿条件下,否则会因受热变软而发生粘连和变形,也不可置放于温度过低或过于干燥的环境下,否则胶囊易产生发脆易碎现象,这都会导致药物的变质(图 6-6)。

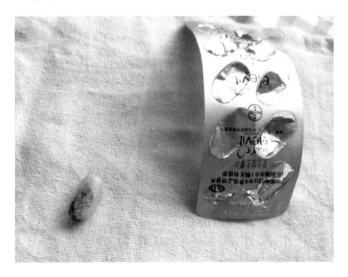

图 6-6　变质的胶囊

口服糖浆:拆封后在阴凉处保存,建议夏天 1 个月内使用完,冬天 3 个月内使用完。另外,再次服用时,请观察溶液是否澄清,如出现气泡、变色、有结晶析出等情况,请停止服用。糖浆类药物在夏天高温的时候容易引起颜色变化,所以应该在阴凉处保存,但是不能够放在冰箱里,糖浆如果放在冰箱内冷藏,容易析出糖和药物等沉淀物,有可能会影响疗效。糖浆剂含糖,容易滋生微生物,开启后的糖浆不宜存放太久,在瓶盖及瓶口清理干净、不被污染的情况下,可常温(25 ℃以下)保存 1~3 个月。一般冬天不超过 3 个月,夏天不超过 1 个月。同时糖浆类药物不适合冷藏保存,这是由于这类药物含蔗糖量通常不低于45%,储藏温度过低时糖浆中的糖分容易析出结晶。通常情况下,开瓶后常温存储最佳。糖浆一类常见的剂型,如止咳糖浆,这些药包装量大,拆封后需在阴凉处保存。

"板装"药:即铝塑装药,就是胶囊或药片被封在独立的塑料泡中。这种药有独立包装,且干燥性很好,可放心吃到有效期前。但有些药一次只需服半片,剩下的半片即使放回包装也改变了保存环境。如暂时不用且药品较贵,最好用深色小玻璃瓶保存。如果间隔不超过24 h就需要再服一次药,可将药片放回塑料泡中。

颗粒剂:开封后按说明书要求保存,建议一个月内用完。若出现吸潮、结块等现象,停止服用。

滴眼剂、药膏剂:拆封后的使用期限最多不超过4周,药品性状若发生变化,应立即停止使用。滴眼剂、眼膏剂一般放在阴凉、干燥、通风处,根据说明书的要求,如果必要可放在冰箱冷藏室(2 ℃~8 ℃)保存。每次使用后要把盖子拧紧,以减少污染和外漏的机会。滴眼液一定要与其他液体药物分开存放,并在滴眼液瓶上写明用药者名字,以免他人使用。滴眼剂出现变色或混浊,软膏剂出现异味、变色或油层析出均不能再使用。

最后,建议每3~6个月一定要清理一次家中备用药,不要服用过期或性状有明显变化的药品。

第九节　正确认识保健品

案例导读

四川宜宾的郭先生,73 岁,突发疾病却不去医院抢救,非要等保健品店开门。结果错过了最佳抢救时间,不幸离开了人世。郭先生买保健品成瘾,家里满满当当的全是保健品,花光了一生的积蓄。胶囊、溶剂、口服液,能吃到嘴里的基本上都有;被子、褥子、枕头床罩,能放到床上的差不多地全了。另外还有手表、拐杖、生态仪、净化器,身上佩戴的、家里安装的各种仪器;蚁王油、蜂王浆、羊奶粉、驴初乳,植物提炼的、动物提取的各种精华……真是五花八门应有尽有,只有想不到的、没有老人家买不到的。

相信大家都看到过这样的新闻,甚至有些老年朋友可谓是现身说法,身陷骗局。说到保健品,大家应该都不陌生,但是我们对它的认识似乎都比较模糊。电视、手机、广播、网络几乎随处可见各种保健品广告。保健品市场虚假宣传现象严重,产品质量并不完全可靠,有时甚至存在非法添加西药的情况。正确认识保健品非常重要。

保健是指保持和增进人们身心健康而采取的有效措施。保健的意思是保护健康,保健品是保健食品的通俗说法,具有一般食品的共性,能调节人体的功能,适用于特定人群使用,但不能以治疗疾病为目的。

药品与保健品的区别在于药品的外包装上标有"国药准字"，是用于治疗疾病的，面市之前需要经过Ⅰ～Ⅲ期临床试验。保健品标有"国食健字"或"卫食健字"，有保健作用，符合国家食品卫生条例，二者之间存在实质性的区别。

老年人应如何正确选择和识别保健食品呢？

（1）不听信"免费"体检。身体出现了疾病或不适，应到正规医院就诊与治疗；不听信"立竿见影、可以停药、包治百病"等宣传。

（2）认准"小蓝帽"标识（图6-7）。

（3）看批准文号：2003年之前为"卫食健字"，2003后为"国食健字"。

（4）在国家食品药品监督管理总局网站查询真伪。

图6-7　保健品标识

（5）选择合适的保健品。国家食品药品监督管理总局规定，保健食品的功能范围包括增强免疫力、辅助降血脂、抗氧化等28项功能，保健品不具有根治和治愈的功效。

（6）在医生的指导下使用。中医学上有"不治已病治未病"的说法，保健医学符合"治未病"理论，保健品的适应人群应该是亚健康人群和还没有得病的人。尽管有些保健食品会对特定的群体起到调理的作用，如便秘、免疫力低下等。而已患病群体是需要接受临床诊断实施药物治疗的，在服用药物的同时，要想辅以保健品增强免疫，改善体质，需征求医生的建议。

保健食品近几年的销售额在全国已经超过了四千亿,保健食品在提高人们健康素养水平、增强健康维护和减少疾病发生的风险方面有一定的作用,我们国家对保健品的管理也有严格的监管制度,国家批准的保健食品具有安全稳定的保健效果,可以放心使用,但是要从正规合法的渠道购买。

保健品使用口诀

保健食品不是药,有病切莫替代药,看准说明与功效,理性消费要记牢。

第十节　正确认识 OTC

案例导读

张大爷,55 岁,最近感冒一直不好,鼻塞头痛晚上睡不着。去药店买了标有 OTC 的感冒药一起吃,没过几天张大爷因吃药中毒住院了。OTC 代表什么呢? 日常生活中应该如何正确使用 OTC 呢?

上述案例中张大爷的情况属于滥用 OTC 药物,多种感冒药混着吃,尽管都是 OTC,也有致命的危险。市面上的感冒药大多属于复方感冒药,80% 的抗感冒药中都有对乙酰氨基酚,具有解热镇痛的作用,用于缓解感冒引起的发热、头痛。几种感冒药混着吃就有可能因对乙酰氨基酚剂量过大而引起肝肾毒性导致中毒性肌溶解和肝肾功能衰竭，严重的会导致死亡。对乙酰氨基酚虽然是非处方药，但使用时必须格外注意，超量使用以及长期使用可能会产生严重的不良反应，研究表明，成人一次性服用对乙酰氨基酚 10~15 g 后会引起肝毒性，20~25 g 或更高剂量可能致死。

1. 正确认识 OTC

OTC 是非处方药的英文缩写，是指不需要凭借执业医师处方即可自行判断、购买和使用的药品。经过长期的临床实践，这类药品疗效确切，使用方便而且毒副作用比较小，不良反应发生率较低。但这并不意味着 OTC 就可以随便购买、随便服用。

西药非处方药分类参照《国家基本药物目录》，根据非处方药遴选原则与特点划分为呼吸系统、神经系统、消化系统、五官科等七大系统。主要适用于咳嗽、感冒、腹泻、便秘等患者可以自行判断的轻微常见症，但并不适用于所有的常见病。OTC 分为甲类和乙类两种，乙类 OTC 是绿色标识，甲类 OTC 是红色标识。乙类比甲类的不良反应相对轻写，更安全些。乙类的安全性相对更高些，除了在药店出售，还可以在获得批准的超市、宾馆等地销售。甲类 OTC 必须在药店药师的指导下才能够购买使用的。但是，OTC 的范围并不是一成不变的。随着科技的发展，人们对药物知识的认知逐步深入，以及在广泛应用的过程中，一些药品的不良反应也渐渐被发现。因此，国家卫生行政部门每隔 3~5 年都会进行一次再评价，不断调整非处方药目录，以确保 OTC 的有效性和安全性。对于不良反应多、安全性相对较低的非处方药,国家会对药品说明书进行修订,甚至将其转为处方药。

2. 正确使用 OTC

非处方药虽然经过专家严格遴选,但其仍然是药品,在使用时同样要十分慎重。

(1)自我判断疾病症状。首先必须明白,不是所有的疾病、症状都可以"自行诊断、自我买药"的。非处方药仅仅适用于一些或一类轻微疾病,根据自己已有的经验和医学知识加以判断。须知判断不准,盲目购药,有害无益。如果自我不能作出判断,还是到医院诊治为好。

(2)正确选用药品。选用药品至关重要,自己如果不懂,最好到药店去询问执业药师或售货员,挑选对症、适用的药品。须知非处方虽然安全有效,但必须药物对症,随便滥服也会造成药害。

(3)查看外包装和药品说明书。药品外包装(最小包装单位)应注明药品名称、成分、适应证、用法、用量、生产厂家、非处方药专有标识等,绝不能购买无批准文号、无注册商标、无生产厂家的"三无"药品。不买包装破损或封口已被开封过的药品。药品说明书是用药者最重要、最具权威的信息来源,一般内容包括药品名称、药物组成、药理作用、适应证(中药为"功能主治")、禁忌证、用法用量、注意事项、不良反应、药物相互作用、贮藏条件、有效期、规格、包装、批号或生产日期、生产厂家名称等。

(4)准确服用。严格按照说明书的要求,结合自己的性别、年龄、体重、疾病轻重、精神状态,掌握用法、用量、次数、疗程。药物的剂量至关重要,剂量过小达不到治疗效果,剂量过大会产生毒性作用,因此须按照药品说明书使用。

(5)避免联合用药。避免联合用药。有的老年人治病心切,误认为药量越大、品种越多,病好得越快,这是很危险的。老年人服药不能过多、过量。药量越大,服药种类越多,危险性越大,严重者可导致生命危险。最好单一品种服药,联合用药须经医师批准,最多不超过 3 种为宜。

(6)密切观察用药后病情。服药后要密切观察病情变化,通常在使用非处方药进行自我治疗 3 天后,如果症状仍未见缓解或减轻,应及时去医院诊治,以免加重病情。如果用药后非但未见好转,反而症状很快加重或出现新的症状,应考虑有无药物中毒的可能,应立即停药,到医院诊治。

OTC 并不像我们想象的那么安全,它本质上依然属于药品,在使用时仍需十分谨慎。所以,在我们国家,OTC 药的包装标签、使用说明书中都标注了警示语,明确规定药物的适应证、使用时间、疗程,并强调指出:如症状未缓解或消失应向医师咨询。因此,我们在购买和使用药物时应选用有国家统一标识“OTC”的药,注意检查药品的内外包装和有效期,仔细阅读药品说明书,严格按规定用法用量,不要擅自超量、减量,更不要超时使用。

第十一节 合理使用中药

 案例导读

1990—1992 年比利时一家减肥中心误将广防己代替汉防己使用，致使 43 例肾衰患者中的 31 例做了肾移植手术；1996 年波兰报道，47 例老年妇女服用中草药后发生肾衰；1997 年日本媒体报道，当归四逆加吴茱萸生姜糖颗粒剂肾毒害事件；1999 年英国报道，2 例因湿疹服用中草药引起的特异性肾病。2003 年初被媒体热炒的"龙胆泻肝丸事件"，国外一些患者在服用含有马兜铃酸成分的其他药物时出现肾损害的问题；2003 年 7 月北京的龚女士因服用排毒养颜胶囊引起不良反应而状告云南盘龙云海药业公司等。

中药是传统医学的精粹，中药曾为中华民族的健康事业做出了巨大贡献。然而由于各种原因所致的不合理用药对人体造成的不良反应常被人们所忽视，存在"中药无毒"的误区，老年人尤为严重。不过随着现代使用范围的扩大，中药的不良反应渐渐引起了国内外的重视。

1.辨证论治，严格掌握适应证

老年人大多体虚多病，病情往往复杂多变，若药物使用不当可使病情急转直下，甚至无法挽救。不辨证就无法选择中药，辨证有误则药不对证，会使机体阴阳偏盛或偏衰，以致病情更趋严重。如疮疡日久、大失血患者即使有表证也慎用解表药,表虚自汗、阴虚盗汗禁用发汗力较强的解表药,实热证、精血亏虚者忌用温里药。再如羚羊解毒片有疏风、清热解毒的功效,治疗外感风热效果好,用于外感风寒则会加重病情;而川贝止咳糖浆治疗风寒感冒有效,若用于肺热咳嗽则会加重病情。

2. 选择合适的剂量

老年人肝肾功能多有不同程度的减退或合并多器官严重疾病,因此,用药一般应从"最小剂量"开始。尤其对体质较弱,病情较重的患者切不可随意加量。应做到按照病情决定用量,有些中药的作用与用量有关,如甘草 1~3 g 能调和药性,5~15 g 能益气养心,大量服用或小量长期使用,患者可出现水肿、低血钾、血压升高等。虽然中药活性成分含量低,作用缓和而持久,但慢性病患者长期服用,往往会产生不良反应。如长期使用含马兜铃酸制剂可导致慢性肾功能衰竭,长期使用黄花夹竹桃(含强心苷),会发生洋地黄蓄积中毒。故慢性病患者长期服用中药需注意调节药物品种,避免不良反应。

3. 合理服用滋补药

老年人由于生理功能的衰退,常感到体力、精力不如往年,总想用些滋补药来增强体质,延年益寿。但在使用滋补药时,要严格按照中医的辨证论治,按需行补,不需不补。如果不辨病证,不分气血、阴阳、寒热、温凉,滥用补药,很容易引起病情加重或诱发新的疾病。例如老年慢性支气管炎日久会出现肺阴虚象,宜用西洋参、北沙参等,益气养阴清热,若用红参,偏于甘温,反而使余邪复燃,病情加重。老年人的体虚,也有阴虚、阳虚、气虚、血虚和肝、心、脾、肺、肾等不同脏器虚衰之区别。阴虚的选用清补型滋补剂,如生脉饮;偏于阳虚的应服用温补型滋补剂,如龟龄集;肾阴虚老年人宜服用六味地黄丸;心虚老年人宜服用人参归脾丸。除此之外,病体还有寒热虚实之别。所以,辨证应用补药,才能药到病除,补到虚消。

一般来说,为了保障治疗安全,60~69岁的老年人中药用量应为成人的3/4,或取《药典》标准剂量的最轻量为好。70~79岁的老年人,用药量应为成人量的3/5。80~89岁老年人,用药量应为成人量的1/2。90岁以上的老年人,应仿小儿剂量投药。特殊情况不拘此例。老年人用药,药物宜平和。无论是中药还是西药,都有一定的毒副作用,我们应正确对待药品的毒性。将药品的毒性减小到人体安全可承受范围之内才是我们的主要目的。

第十二节 停药的正确应对方法

案例导读

李先生,65岁,因患高血压长期服用普萘洛尔片降压,近日,自感血压平稳,自行停药,停药12 h后,李先生出现了心悸心慌、出汗烦躁、心情焦虑以及四肢震颤等症状。去医院就诊后,医生诊断为普萘洛尔的停药反应。老年人长期服用的药物能说停就停吗?想要停药应该如何做呢?

大多数人在用药时,由于害怕不良反应,因此一旦达到预期的治疗效果,便会选择立即停药。其实,对于某些特殊的药物,即使治疗效果已经达到,也不能骤然停药,否则可能酿成大祸,出现停药反应。停药反应是指长期应用某些药物,突然停药使原有疾病迅速重现或加剧的现象。

1. 常见的不能骤然停药的药物

(1)心血管疾病治疗药物。心血管疾病是当前中老年人群中最常见的疾病,包括高血压、动脉粥样硬化、心绞痛等。心血管疾病治疗药物也逐渐渗透到各家各户,越来越多的家庭配备了心血管治疗药物作为日常用药或急救用药。在长期服用心血管疾病的治疗药物的过程中要注意,部分药品不可以骤然停药,否则会酿成大祸,这些药品包括:

1)抗高血压药。高血压是一种慢性病,在人群中颇为常见。为了平稳地控制血压在正常范围内,预防并发症的出现,服药过程中不可突然停药,也不能随意增量、减量,否则可能导致血压忽高忽低,容易产生脑血管意外。

2)长效硝酸酯类抗心绞痛药。服用硝酸异山梨酯、单硝酸异山梨酯等长效抗心绞痛药物时,如果突然停药,可引起冠状动脉痉挛,反而会诱发心绞痛。

3)抗心律失常药。服用普萘洛尔、奎尼丁、利多卡因等抗心律失常药时,突然停药会出现反跳现象,可导致严重的心律失常,甚至诱发心房纤颤。

（2）降糖药。糖尿病的治疗是一场"攻坚战"，需要持之以恒，如果在血糖控制正常后就自行停药，会导致血糖浓度急剧上升，恶化病情，尤其是对于平时应用胰岛素治疗的病人，如果突然停用胰岛素，会造成患者酮症酸中毒，甚至昏迷。

（3）糖皮质激素。糖皮质激素具有很强的抗炎、抗毒、抗过敏、抗休克等作用，是临床上常用的药品之一，但是长期使用会导致骨质疏松、向心性肥胖、糖尿病等不良反应。对于如此可怕的不良反应，是不是能不用就不用、能停用就停用呢？答案是否定的！在应用过程中，尤其是对于长期应用患者，由于外源性补充了糖皮质激素，为了维持体内激素平衡，人体自身分泌的糖皮质激素会相应减少，导致肾上腺皮质功能处于抑制状态，突然停药，可能会出现肾上腺危象、反跳现象等不良反应。因此，在应用糖皮质激素过程中，要按照医嘱逐步停药，慢慢减少服用剂量，在巩固疗效的基础上，减少不良反应的发生。

2. 特殊情况下，应咨询专业医生或药师科学停药

如果出现下列情况，可以咨询专业医生或者药师，结合症状与检查结果，科学停药。

（1）非严格按照适应证用药的情况，考虑逐步停药换用其他药物。

（2）已达到了预期治疗收益，考虑逐步停药。

（3）使用后仍不能达到满意疗效，考虑逐步停药换用其他更为有效的治疗方案。

（4）使用过程中出现严重的不良反应，考虑立即停药，并即时就医。

值得注意的是，以上患者在外出时，应随身携带需按时服用的药物。一旦出现症状严重的情况，要及时前往当地医院就医。

第十三节　漏服药物的正确应对方法

案例导读

王老先生患高血压病已经有二三十年了，长期服用短效硝苯地平片，每天3次，每次1片，血压控制基本稳定。但最近记忆力进行性减退，经常忘记服用药品，有时候想起来，又不知道该怎样补服，干脆就少吃一顿。一周前，他在清晨漏服1次，上午8点左右突发剧烈头痛，左侧肢体不能活动，到医院诊断为急性脑梗死，经过抢救及康复治疗后肢体活动才渐渐恢复。生活中忘记吃药是常事，尤其是上了年纪的老年人，那么如果老年人偶尔出现了漏服药现象，该怎么办呢？

老年人由于记忆力逐渐减退，加之服药种类多，成为临床上漏服药物的高发群体。漏服行为不但使所服药物的治疗作用减弱，有时还可能产生不良影响，甚至引发极为严重的后果。下面介绍几种临床常见老年人药品漏服的补救方法。

1. 降压药要看半衰期

临床上一般给老年高血压患者服用长效降压药,如钙拮抗剂氨氯地平或硝苯地平控释片;血管紧张素转换酶抑制剂(ACEI)卡托普利、培哚普利、赖诺普利及苯那普利等;血管紧张素Ⅱ受体拮抗剂(ARB)氯沙坦、缬沙坦及替米沙坦等;利尿剂吲达帕胺和阿米洛利等。这些药物半衰期长,每天只需服用 1 次,即可维持稳态血药浓度 24~48 h。因此,即使漏服,当天想起来后马上补服即可。如果次日才想起来,则不必补服,第二天同一时间按原剂量服用。但一定要避免连续多天漏服,否则可能造成清晨血压高峰,酿成心脑血管事件。

发现漏服必须立即补服的药物 β 受体阻断剂如普萘洛尔。在使用中必须严格执行逐渐减量缓慢停药的规律,否则可以引起血压反跳,骤然猛升而造成心绞痛、心律失常等。如果发现漏服必须在想起来的第一时间立即补服。

2. 不同降糖药补服不同

降糖药类别众多,其药物性能以及服用方法各不相同,因此漏服后的补服方法也比较复杂,不同药物有所不同。短效磺脲类降糖药如格列本脲、格列吡嗪等都是在餐前半小时服用,如果到吃饭的时候才想起来,可以立即服药并将吃饭时间推迟半小时;如果已经开始吃饭,则可随餐直接服用,但要适当减少药量,以降低餐后低血糖的发生率。如果在两餐间发现漏服,可增加运动量而不用补服,下一餐按原剂量服用。

中长效磺脲类降糖药如格列美脲片、格列齐特缓释片和格列喹酮缓释片等，一般在每天早餐前半小时服用一次，即可控制全天血糖。如果早餐前漏服，午餐前才想起，可以按照原来的剂量补服药物；如果午餐后才想起，则可以减半量服用；年龄较大或者平时血糖控制较好者，可以不必补服，以免引起夜间低血糖。次日按原剂量正常服药。

二甲双胍本应在餐中或餐后服用，若发现漏服可立即补服。但如果到下一餐才发现，则不必补服。漏服时还可通过增加运动量的方法来降低血糖，当血糖明显升高再补服。

α-糖苷酶抑制剂类药物如阿卡波糖、伏格列波糖，三餐前服。如果在用餐时发现漏服，马上原剂量补服。但是由于缺少作用底物，降糖作用多少会受到影响。如果餐后 2 h 发现则不必补服，下一餐按原剂量服用。

3. 老年人常用的其他药物

阿司匹林偶尔漏服 1~2 天仍然能达到预防作用，无须补服。

他汀类药物偶尔忘记 1 次对总体效果影响不大，但如果经常漏服的话，建议患者改服阿托伐他汀或瑞舒伐他汀。这两种药在人体内药效维持时间较长，如果前一晚漏服，可在第二天清晨补服 1 次。辛伐他汀片漏服一般可不必补服，下次按原间隔时间和原剂量服用。

癫痫药物如果不能确定是否漏服了药物，只是怀疑，可以立即补服，需按原剂量的一半；如果确定漏服了药物，而距离下一次服药的时间比较长，就应该尽快全量补服；如果发现漏服的时间，已经接近下一次的服药时间,就可以将原来下一次服药的时间稍微提前一点,然后再在这次服药与下一次服药之间补服一次,这样就可防止漏服引起的癫痫发作。

安全用药小贴士

随着信息技术的到来,为解决老年人漏服药的难题,创新了智能药盒。智能药盒适合慢病患者居家使用,可以通过定时声光提醒和手机提醒帮助老年患者按时服药;通过药盘旋转等方式自动给药,帮助老年患者做到准确用药;通过安全锁设计,防止患者提前用药、重复过量用药或孩童接触药物。智能药盒可以为老年慢病患者提供很大的帮助,但是对于有不同程度听力和视力障碍的老年人存在一定的局限性。

第七章
老年人常见病用药指导

第一节　高血压用药指导

案例导读

胡老太,69 岁,近年来头痛、头晕、眼花、耳鸣、心悸、胸闷、乏力。查体:T 36.7 ℃,P 78 次/min,R 20 次/min,BP 169/98 mmHg,身高 160 cm,体重 75 kg,精神、饮食、睡眠较好,无恶心、呕吐,无寒战、发热,营养中等。诊断:原发性高血压 1 级。胡老太要如何正确使用抗高血压药物呢?

高血压病是世界各国最常见的血管疾病,如不及时治疗,常可引起脑、心、肾的损害,为脑卒中和冠心病的重要危险因素。老年人血压随年龄增长而逐渐上升,压力感受器反应功能障碍,血压调节功能下降。

血压是动脉内流动的血液对血管壁的压力。收缩压(高压)是指心脏收缩,血液从心室流入动脉时,血液对动脉的压力;舒张压(低压)是指心室舒张,动脉血管弹性回缩时,血液对动脉的压力。高血压就是压力超过了正常的水平,具体的高血压诊断标准和分级见表7-1。如果一个人3次不同时间的血压测量值均≥140/90 mmHg,医学上即可诊断其患了高血压。

绝大部分高血压病因不明,称原发性高血压;少数高血压有因可查,称继发性高血压。

表7-1　高血压诊断标准和分级

分类	收缩压（mmHg）	和/或	舒张压（mmHg）
正常血压	< 120	和	< 80
正常高值	120~139	和/或	80~90
高血压	≥140	和/或	≥90
1级高血压（轻度）	140~159	和/或	90~99
2级高血压（中度）	160~179	和/或	100~109
3级高血压（重度）	≥180	和/或	≥110
单纯收缩期高血压	≥140	和	< 90

一、高血压病的症状表现

高血压病的症状往往因人而异(图7-1)。早期大多症状不明显,多为偶然测量血压时发现。有些患者血压虽不太高,但症状却很多;也有患者血压虽然很高,但症状却不明显。所以症状表现与血压升高程度并无确定关系,这可能与高级神经功能失调有关。

(1)烦躁、心悸、失眠:高血压病患者性情多较急躁,遇事敏感,易激动。心悸、失眠较常见。

（2）头痛:高血压引起的头痛多半出现在后脑部位,并伴有恶心、呕吐感,严重者因颅内压异常升高,表现为喷射状呕吐。若经常感到剧烈头痛,同时又恶心作呕,需及时就医,这可能是向恶性高血压转化的特有症状。

（3）晕眩:女性患者出现高血压引起的晕眩症状较多,男性患者较少。因高血压出现晕眩,感到身体失去平衡、步行困难和天旋地转,有可能是脑卒中的先兆。

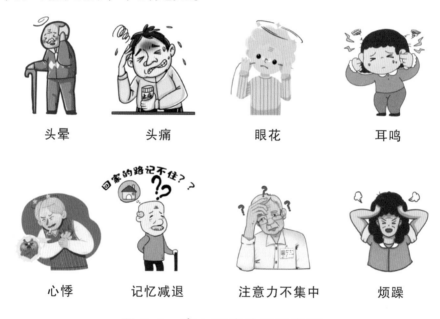

| 头晕 | 头痛 | 眼花 | 耳鸣 |

| 心悸 | 记忆减退 | 注意力不集中 | 烦躁 |

图7-1　高血压病的症状表现

二、老年人高血压的特点及危害

（1）高血压病是老年人常见疾病,其真正的危害在于损害心、脑、肾等重要器官,造成严重病变,导致心肌梗死、脑卒中、肾衰竭的发生,日常生活中要定期测量血压。

（2）由于老年患者血管压力感受器的敏感性减退，老年高血压患者的血压波动比较大，特别是收缩压，常以收缩压升高为主，对心脏危害性更大，更易发生心力衰竭，同时也更易发生脑卒中。

（3）老年人由于动脉硬化容易出现假性高血压现象。这类高血压患者对抗高血压药物的耐受较差，更易导致严重的不良反应和并发症。

（4）老年人高血压易受体位变动影响。在抗高血压药物治疗中，体位性低血压的发生率较高，用药期间要注意防范。

（5）老年人神经系统功能降低，在药物治疗时易发生抑郁症，因此应避免选用作用于中枢神经系统的抗高血压药物，尤其在联合用药时需注意。

三、常用药介绍

在进行药物降压之前，有必要先了解一下常用的降压药物（图7-2）。有的高血压患者会反映药不管用、吃完浑身不舒服等问题，那是因为服用降压药也有一些禁忌。患者应该对降压药有所了解，既能消除更多的顾虑，也能及时注意并发现降压药可能带来的一些反应，做到心中有数，防患于未然。

除图7-2中所示的五大类主要降压药外，在降压药发展史中还有一些药物，包括交感神经抑制剂，如利舍平、可乐定；直接血管扩张剂，如肼屈嗪；α受体拮抗剂，如哌唑嗪、特拉唑嗪，曾多年用于临床并有一定的降压疗效，但因不良反应较多，目前不主张单独使用,但可用于复方制剂或联合治疗。

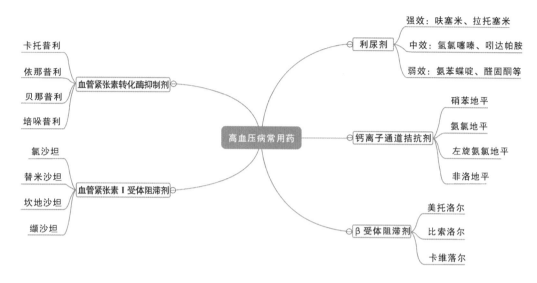

图 7-2　高血压病常用药

四、用药指导

既然高血压药物有那么多种类,那么不同的降压药在服用时间上又有什么讲究呢? 一般来说,正常人的 24 h 血压波动有 2 个峰值,一个是早晨起床,一个是下午,其中以早晨起床时血压升高最明显。

1.根据血压波动确定服药时间

高血压患者最好做一个 24 h 血压监测,根据血压波动情况确定服药时间,一般选择在高峰前 1~2 h 服药。患者可以在一天中选择 4 个时间点,每 6 h 测量一次血压,连续测量 3 天,就能够大致掌握自己血压波动的情况,由此可以推断出恰当的服药时间。在用药期间遇到任何疑问,患者一定要及时就诊。

2.先吃饭还是先吃药

大多数降压药物不受饮食影响,但有少数降压药物,如钙离子通道拮抗剂中的维拉帕米,如果空腹服用容易引起胃部不适,故适合餐后服用。血管紧张素转换酶抑制剂中,短效药卡托普利口服吸收会受食物影响,餐后服用吸收效果差,故建议餐前 1 h 服用。

3.不同时效降压药的服药频率和时间(表 7-2)

表 7-2　不同时效降压药的服药频率和时间

时效	服药频率	服药时间
长效	每日 1 次	上午 7 时左右
中效	每日 2 次	上午 7 时左右,下午 5~6 时
短效	每日 3 次	上午 7 时左右,中午 12 时和下午 5~6 时

五、常见问题

1.降压药需要定期换吗?

首先,服用降压药物的目的是将血压控制在正常范围,进而减少长期血压升高所带来的心脑肾及血管等靶器官的损害,最终降低患者死亡率,提高生存质量。故只要患者血压控制情况稳定,那就无须更换降压药物。

有的患者认为长期服用一种降压药物可能会产生耐药性,有研究表明,长期服用同一种降压药一般不会产生"耐药性",相反,有可能使人体产生对药物的"耐受性"。换言之,长期服用某一种降压药物,只要患者血压控制情况稳定,并不会使患者机体对药物的反应性降低,同时还能增加患者机体对药物的反应性,减轻药物带来的副作用。

2. 漏服降压药怎么办?

无论降压药是长效还是短效的,如果漏服,应在记起时立即服用。但如果时间已接近下一次用药时间,则不要再服用,应重新按平常的规律用药,切勿一次使用双倍的剂量。

3. 需要连续用药吗?

高血压患者即使血压正常也必须规律用药,切忌停药。任何的药物调整必须在医生的专业指导下进行。

许多高血压患者经过药物治疗后,其血压有所下降,出于年龄、经济等诸多原因,自行减少甚至停用降压药物,导致血压反弹性地急剧升高,造成脑出血、心搏骤停等严重后果。同时,血压的急剧波动也会造成血管壁的损害,使血管壁通透性加大,或者脂质沉淀使血管硬化甚至形成斑块,堵塞血管。如果堵塞发生在冠状动脉处,就形成冠心病、心肌梗死;发生在大脑处就形成中风、脑梗死;发生在肾动脉就形成肾动脉狭窄、肾衰竭。

第二节 高脂血症用药指导

案例导读

李大爷,63 岁,体检时查出血浆 TC 值为 7.1 mmol/L,诊断为高胆固醇血症,于是到药店自行购买洛伐他汀进行服用,每日用药量 60 mg,晚餐后和临睡前分次服用,并进行了饮食调节和一定的体育锻炼,可用药一段时间后,肌肉酸痛、无力,赶紧去了医院检查。李大爷为什么会出现这个症状呢?

高脂血症是脂肪代谢或者运转异常使人体血液中的血脂含量超过正常范围的综合症状,表现为血液中胆固醇和(或)甘油三酯过高或高密度脂蛋白过低,现代医学称"血脂异常"。高脂血症是常见病、多发病,更是导致心脑血管疾病的元凶,该病对身体的损害是隐匿、逐渐、进行性和全身性的,它的直接损害是加速全身动脉粥样硬化。高脂血症可以防治,长期调脂治疗可以减少冠心病、心绞痛、心肌梗死、脑中风的发生率和死亡率以及糖尿病的致残率。

大多数血脂异常的人并无异常表现,通过体检抽血化验才能发现。一般血脂检查包括:总胆固醇(TC)、低密度脂蛋白胆固醇(LDL-C)、高密度脂蛋白胆固醇(HDL-C)、甘油三酯(TG)。常见血脂异常的临床分型见表 7-3

表 7-3　血脂异常的临床分型

分型	TC	TG	HDL-C
高胆固醇血症	增高	/	/
高甘油三酯血症	/	增高	/
混合型高脂血症	增高	增高	/
低高密度脂蛋白胆固醇血症	/	/	降低

一、高脂血症的症状表现

诊断本病主要靠化验检查,临床症状往往没有特异性,没有症状不等于血脂不高,由于高血脂的发病是慢性的过程,轻度高血脂通常没有任何不舒服的感觉,比较重的高血脂症患者有可能会出现头晕目眩、头痛、胸闷气短、心慌、胸痛、乏力或者是口角歪斜,不能说话、肢体麻木等症状。另外,高脂血症常常伴随着体重超重与肥胖。

二、老年人高血脂的危害

高血脂时有大量的脂类物质在血浆中沉积移动,降低了血液的流动速度,并通过氧化作用后沉积在动脉血管的内皮上,可以长期黏附在血管壁上,损害动脉血管内皮,形成动脉粥样硬化。

对心脏而言,冠状动脉内的血流会变小,管腔变窄,心肌灌注减少造成心肌缺血,导致心绞痛,形成冠状动脉粥样硬化性心脏病;动脉粥样硬化会导致心肌功能紊乱,血管紧张素转换酶会大量激活促进血管动脉痉挛,导致血压升高。在脑血管上表现在血管动脉硬化以后,内皮受损导致破裂,形成出血性脑中风或者在血栓形成状态下,血流瘀积导致脑栓塞(图7-3)。

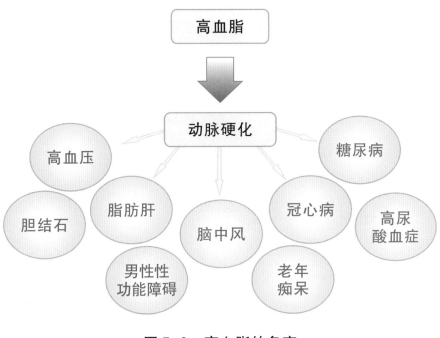

图7-3　高血脂的危害

三、常用药介绍

若经过积极的饮食结构调整及合理的规律运动后,血脂控制仍然不理想,患者则需要在医生的指导下服用降脂药物来进一步控制血脂。常用的降脂药有很多,大致可以归纳为他汀类、贝特类、烟酸类、胆固醇吸收抑制剂等(图7-4)。

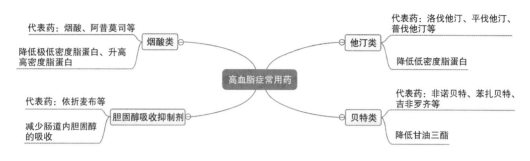

图 7-4　高血脂症常用药

好的降脂药物具有以下特点:①降脂效果,尤其降胆固醇效果确切;②患者耐受性好,不良反应少;③被证实能明显降低心血管病死率和致残率;④有良好的成本效比。

四、用药指导

1.服用降脂药物后需要定期检查肝功能

降脂药主要作用于肝脏,通过抑制肝脏内某种酶的生成和作用达到降脂的目的,故长期服用降脂药有可能损害肝功能,引起血转氨酶升高等症状。对于肝功能或肾功能本来就异常的患者,则需要专科医生结合患者的病情病史,决定可否用药物降脂,以及降脂药物类型的选择。

由于同一降脂药物对不同个体的疗效和不良反应有相当大的差别,所以患者在服药期间应定期随诊。在开始进行药物治疗后的 4~6 周内,应复查血浆胆固醇、甘油三酯和高密度脂蛋白胆固醇,根据血脂改变而调整用药。对于刚开始服用降脂药物的患者,建议 3 个月去医院检查一次肝肾功能;对于长期服药的患者,建议每6~12个月检查一次肝肾功能。

2. 警惕乏力和肌肉酸痛

患者如果感觉有乏力或肌肉酸痛等症状时,还需要检查肌酸激酶水平。当肝肾功能或者肌酸激酶出现明显异常时,患者要在医生的指导下进行药物调整甚至停药。长期用药或用药剂量较大时,易出现肌病。

3. 血脂正常后仍需继续服药

不论是减药、换药还是停药,都需要在医生的专业指导下进行,以免出现病情反复。大部分血脂异常的患者,在服用足量合适的降脂药物4~6周后,其血脂可降至目标值,这时在配合积极的饮食控制和合理运动的情况下,若血脂仍维持在正常水平,可以酌情减药。若少数患者服用降脂药后出现血脂明显低于目标值,可考虑将剂量减半。

降脂药需长期服用才能防治冠心病。对多数血脂异常的患者来说,停服降脂药物后1~2周,其血脂即可回升到治疗前的水平。降脂药物只有长期服用,才能达到防治冠心病的目的。患者服用降脂药物的时间越长,临床获得的益处也越大。

高脂血症合并其他疾病者需终身服药。血脂升高是一种慢性代谢异常疾病,目前只能靠药物长期维持,将血脂控制在正常范围。高脂血症合并冠心病、高血压、糖尿病的患者,由于病种多样、病情复杂,大多需要长期甚至终身服药来控制血脂。随意停药、减量会明显增加发生心肌梗死或脑卒中的风险。

五、饮食+运动是降脂"万能药"

高脂血症是危害中老年人身心健康的严重全身性疾病,是心脑血管疾病主要危险因素之一。很多中老年人查出血脂高就立即吃药,其实药物并不是治疗的第一选择。改善生活方式,调整饮食结构、加强运动锻炼才是长期综合治疗的关键,戒烟、戒酒、限盐等良好的生活饮食习惯和早睡早起等规律作息都有利于血脂情况的改善。

1. 清淡饮食是基石

俗话说"病从口入",高脂血症就是一种吃出来的病。不管是中老年人还是年轻人,清淡饮食是控制血脂的基石,需要长期坚持。

2. 体力活动是关键

体力活动每周5~7次,有规律的体力活动,如慢跑、打太极拳、游泳、散步等,也是改善血脂的重要干预方式。对肥胖和超重的患者,增加体力活动还能起到减少摄食的作用。老年人运动要结合自身情况,最好是在医生的指导建议下采取合适的运动方式,注意循序渐进,有心血管疾病、骨关节损伤和肺功能不好的老年人需更加谨慎。

3. 体重管理是重点

体重管理对血脂控制也有重要意义,长期适当运动能帮助肥胖人群减轻体重,从而降低血脂。要尽量创造多活动的机会,减少静坐与静卧时间,鼓励多步行,将体重控制在合理范围内(表 7-4)。

表 7-4　$BMI = 体重(kg)/身高(m)^2$

分类	世界卫生组织标准	中国标准
正常	18.5~24.9	18.5~23.9
偏胖	25.0~29.9	24.0~27.9
肥胖	30.0~34.9	≥28.0
重度肥胖	35.0~39.9	

通过饮食、运动等非药物治疗手段控制血脂的过程中,建议每 3~6 个月复查血脂水平,如果血脂水平达标,就继续非药物治疗,但仍需要每半年至一年进行复查。

第三节　冠心病用药指导

案例导读

王老太,69 岁,胸痛反复发作 2 年,1 h 前复发。高血压史 14 年。2 年前开始,剧烈运动后心前区疼痛。发病初期,停止运动休息后缓解,但发病 1 年后需要使用速效救心丸等药物才能缓解。今天早晨买菜时,突发心前区疼痛伴胸闷、憋气,服药后无缓解迅速就医。王老太这是怎么了?日常生活中又需要注意什么呢?

人类疾病的三大杀手(心血管疾病、脑血管疾病、肿瘤)中,最危险、发病最紧急的就是心血管疾病。冠心病是老年人常见的一种心血管疾病,由于冠状动脉功能性改变或器质性病变引起的冠脉血流和心肌需求之间不平衡而导致的心肌损害。该病主要是供应心肌营养物质的冠状动脉发生了粥样硬化,故其全称为冠状动脉粥样硬化性心脏病,简称冠心病(图7-5)。

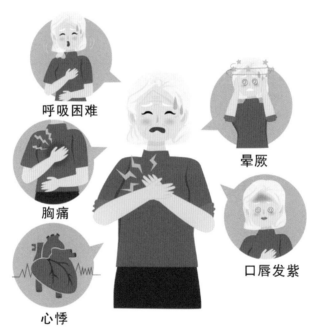

呼吸困难

晕厥

胸痛

口唇发紫

心悸

图 7-5　冠心病常见症状

世界卫生组织将冠心病分为五大类:无症状心肌缺血、心绞痛、心肌梗死、缺血性心力衰竭和猝死5种临床类型。临床中常常分为稳定性冠心病和急性冠状动脉综合征。

女性绝经前受雌激素保护,很少发生动脉粥样硬化,绝经后卵巢萎缩,功能退化,心肌梗死发生率也随之增加,50岁后女性冠心病的发病率大于男性。

一、冠心病的症状表现

1. 心绞痛型

心绞痛表现为胸骨后的压榨感、闷胀感，伴随明显的焦虑，持续 3~5 min，常发散到左侧臂部、肩部、下颌、咽喉部、背部，也可放射到右臂，有时可累及这些部位而不影响胸骨后区。

用力、情绪激动、受寒、饱餐等增加心肌耗氧情况下发作的称为劳力性心绞痛，休息和含化硝酸甘油可缓解症状。有时候心绞痛不典型，尤其是老年人，可表现为气紧、晕厥、虚弱、嗳气。

根据发作的频率和严重程度分为稳定型和不稳定型心绞痛。稳定型心绞痛指的是发作 1 个月以上的劳力性心绞痛，其发作部位、频率、严重程度、持续时间、诱使发作的劳力大小、能缓解疼痛的硝酸甘油用量都基本稳定。不稳定型心绞痛是指原来的稳定型心绞痛发作频率、持续时间的严重程度增加，或新发作的劳力性心绞痛（发生 1 个月以内），或静息时发作的心绞痛。不稳定型心绞痛是急性心肌梗死的前兆，所以一旦发现应立即到医院就诊。

2. 心肌梗死型

梗死发生前 1 周左右常有前驱症状，如静息和轻微体力活动时发作心绞痛，伴有明显的不适和疲惫。

梗死时表现为持续性剧烈压迫感、闷塞感，甚至刀割样疼痛，位于胸骨后，常波及整个前胸，以左侧为重。部分患者可延左臂尺侧向下放射，引起左侧腕部、手掌和手指麻刺感，部分患者可放射至上肢,肩部、颈部、下颌,以左侧为主。疼痛部位与以前心绞痛部位一致,但持续更久、疼痛更重,休息和含化硝酸甘油不能缓解。有时候表现为上腹部疼痛,容易与腹部疾病混淆。伴有低热、烦躁不安、多汗和冷汗、恶心、呕吐、心悸、头晕、极度乏力、呼吸困难、濒死感,持续 30 min 以上,常达数小时。发现这种情况应立即就诊。

二、常用药物介绍

合理使用药物的目的不仅是要尽快改善患者症状、减轻痛苦,提高生活质量,而且还要延长患者的寿命,减少病死率。常用药物见图 7-6。

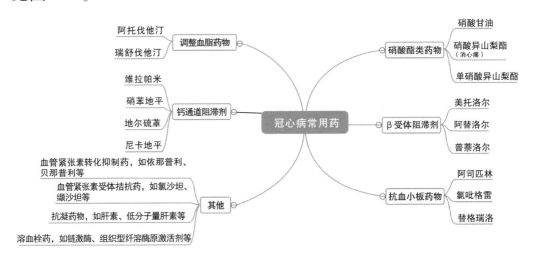

图 7-6 冠心病常用药物

除此之外,还有血管紧张素转化酶抑制药,如依那普利、雷米普利、贝那普利等;血管紧张素受体拮抗药,如氯沙坦、缬沙坦等;抗凝药物,如肝素、低分子量肝素等;溶血栓药,如链激酶、尿激酶、组织型纤溶酶原激活剂等。

三、冠心病急性发作时的治疗

1. 心绞痛

(1)应立即停止体力活动,就地休息,设法消除寒冷、情绪激动等诱因。

(2)立即舌下含化硝酸甘油或异山梨酯,如未缓解,隔 5～10 min 再含化 1 次,连续 3 次含化无效,胸痛持续 15 min 以上者有发生心肌梗死的可能,应立即送医院。

冠心病患者应随身携带硝酸甘油等药物,一旦出现胸痛立即舌下含服,并注意检查药物有效期,避光保存,以免失效。稳定型心绞痛在休息和含化硝酸甘油后心绞痛会缓解,不稳定型心绞痛是一个严重而潜在的危险疾病,应立即送医院治疗。

2. 心肌梗死

该病死亡率高,其中半数以上患者是在住院前死亡的,大多数死亡发生在发病后 1 h 内。在高危患者(高血压、糖尿病、既往有心绞痛发作者)中一旦发生胸部不适、极度疲劳、呼吸困难,尤其伴有大汗、头昏、心悸、濒死感时,应立即送距离最近的医院抢救。

3. 急性心衰和心源性休克

急性心肌梗死和缺血型心肌病由于大面积心肌坏死所致,可能发生急性心衰。多为急性左心衰竭,患者出现严重呼吸困难,伴烦躁不安、窒息感、面色青灰、口唇发绀、大汗淋漓、咳嗽、咯大量白色或粉红色泡沫痰,必须立即送医院抢救。

四、用药指导

(一)阿司匹林

阿司匹林是大家都很熟悉的抗血小板药,是很多老百姓居家常备药,通常认为一天吃 1 片。其实,每天 1 片不完全正确,因为药物的规格不同,不能均按每天 1 片服用。比如 25 mg 的每天服用 3~4 片,50 mg 的每天服用 2 片,100 mg 的每天服用 1 片,才能起到同样的治疗效果。对于心脑血管疾病发生风险高的患者,通常建议服用小剂量阿司匹林,通过抗血小板的作用,预防心肌梗死、脑卒中及继发脑卒中的发生。

1.有出血倾向不能服用阿司匹林

阿司匹林可以抑制血小板的聚集,从而减少血栓的形成,常用于预防或减少急性心肌梗死的发病。所以,阿司匹林主要在体内抗凝,若使用不当可能增加出血的风险。故患有出血性风险疾病的患者都不能服用,如血小板减少、消化道出血等。除此之外,严重的肝、肾、心功能衰竭,支气管扩张和哮喘的患者也要避免服用阿司匹林。

2.准备拔牙或近期有手术史时,暂时停用阿司匹林

服用阿司匹林期间,类似拔牙等风险操作,可能会导致伤口出血不止。小剂量阿司匹林通常建议在拔牙前 3~5 天停药,并告知医生,采取针对性止血的方法,如止血效果良好,术后 24 h 可恢复

正常服药。但是某些特殊患者,停药后出现心脑血管疾病的风险大,如果盲目地停药,可能导致血栓等其他疾病的发生。切忌随意停用。

3. 与氯吡格雷联用需注意服药时间

氯吡格雷用于预防和治疗因血小板高度聚集引起的心、脑及其他动脉循环障碍疾病。临床特殊时期,如皮冠脉介入治疗等,需阿司匹林与氯吡格雷联用,俗称"双抗"治疗。两者联用增大胃肠黏膜的损伤,增加出血风险。使用时尽量选用肠溶片,并在餐前口服,不可嚼碎服用。

(二)硝酸甘油

硝酸甘油和速效救心丸是很多人家中的常备药,常用于冠心病心绞痛的治疗和预防。但是,在生活中有些患者及家人并不能正确掌握硝酸甘油和速效救心丸的使用方法,从而错失了救命的最佳时机。

1. 取坐位服药

舌下含服硝酸甘油时,最好采取坐位,或靠墙下蹲位,避免血压下降出现头晕,甚至跌倒等危险情况。如果发生胸痛或者疑似心绞痛,患者需立即舌下含服硝酸甘油,注意不能吞服。含在舌下后,2~3 min 药物溶化吸收入血,迅速起效。5 min 后,如果尚未缓解,再含 1 片,若还不能缓解,还可以再给第 3 片含服,同时及时赶往医院。

2. 常见服药反应

硝酸甘油使用后,会使血管舒张。故用药后会引起头晕、脸红等症状。一些患者,特别是以往未服用过硝酸甘油的患者,用药后可能会出现头晕、脸红、头疼等症状。不用紧张,这说明药物正在发挥作用。

如大量饮酒、服用枸橼酸西地那非片等药物、患有青光眼、正在发生脑出血时,一定不要使用硝酸甘油。

3. 避光储存

硝酸甘油是一种亚硝酸盐,见光极易分解失效,故应该放在棕色的原包装瓶内,旋紧盖密封,遮光干燥保存。可以在室温下存放,也可以放在冰箱。每次取药时快开、快盖,避免湿气进入。

4. 有效期很短

急救药物应定期检查有效期,说明书上的有效期有的为 1 年,有的为 2 年,但是如果经常反复打开药瓶,则会影响药物的贮藏期限,建议 3~6 个月更换一次。正常情况下,硝酸甘油片稍带有甜味并有刺激性,含在舌下有烧灼感。

第四节　糖尿病用药指导

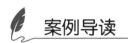

案例导读

　　张大爷,64岁,1型糖尿病患者,长期用胰岛素治疗。今天餐前突然感觉饥饿,出汗、心悸、震颤,继而面色苍白、大汗,随后晕倒,急诊入院。体格检查:P 100次/min,R 18次/min,BP 90/60 mmHg,血糖2.8 mmol/L。张大爷这是怎么了? 以后生活中又该注意哪些问题呢?

一、老年糖尿病的发病特点

1. 发病率高

　　老年糖尿病多为2型糖尿病,且发病率高,其原因可以概括为:①老年人新陈代谢减慢,糖代谢也减慢,活动量减少,糖利用较差;②老年人体内贮存脂肪量多而肌肉等组织消耗糖减少;③随着年龄增加,胰岛B细胞数量减少,胰岛功能逐渐下降。

2. 起病缓慢,症状不典型。

　　老年糖尿病患者常无"三多一少"(图7-7)的典型临床表现。其主要原因是:①老年人口渴中枢敏感性较年轻人低,不易出现口渴多饮;②老年人常伴有肾动脉硬化、肾小球滤过率降低,致使老年人肾糖阈较年轻人高,血糖轻度增高时不出现明显的多饮、多尿症状。

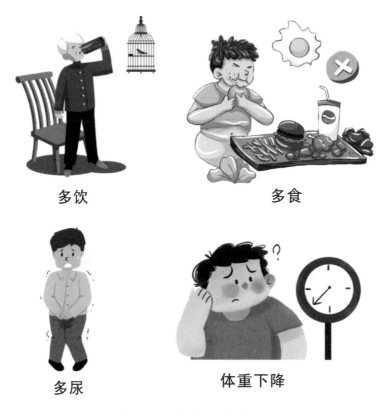

多饮　　　　　　　　　多食

多尿　　　　　　　　体重下降

图 7-7　糖尿病常见表现

3. 部分老年糖尿病患者偶有特殊表现

患者有时伴有特殊表现,如肩关节疼痛、肌痛、精神心理改变、足部皮肤大疱、肾乳头坏死或恶性外耳炎,少数患者表现为低体温、多汗、恶病质、肌萎缩、认知功能减退等。

4. 脑血管并发症严重

部分老年糖尿病患者以慢性并发症(如心脑血管损伤等)为首发表现,病程隐匿。在老年人死因中,心脑血管并发症居第 6 位,80%的老年糖尿病患者死于心血管并发症,周围神经和自主神经病变发生率随着年龄增长而升高,白内障、视网膜病变和青光眼明显多于年轻患者。以急性并发症为首发表现的老年糖尿病患者,多表现为糖尿病高渗状态,甚至昏迷,死亡率高达 15%~20%。

5. 常伴多代谢异常

老年糖尿病患者常伴有多代谢异常,主要包括肥胖、高血压、高三酰甘油血症、高低密度脂蛋白胆固醇血症和低高密度脂蛋白胆固醇血症。由此可见,老年糖尿病患者大血管并发症(如冠状动脉粥样硬化)危险显著升高。

6. 治疗依从性及耐受性差

由于记忆和认知能力下降、行动不便、体力不支或经济条件受限等,老年糖尿病患者对治疗依从性差。

二、常用药物

降糖药可分为口服降糖药和胰岛素,医生需要根据患者的具体情况确定选用哪种降糖药物。很多人觉得胰岛素不能用,怕有依赖,其实这是错误的观念。不同类型的糖尿病发病机制不同,治疗方案也不同。

1 型糖尿病患者必须使用胰岛素进行治疗。

2 型糖尿病患者可以使用口服降糖药,也可以使用胰岛素,需医生结合病情确定。口服降糖药是通过改善胰岛素敏感性、促进胰岛素分泌、延缓胃肠吸收等方面降低血糖的,适用于胰岛素分泌能力下降或者存在胰岛素抵抗的情况,即 2 型糖尿病患者,而对于胰岛素分泌绝对缺乏的 1 型糖尿病是不适用的。

三、用药指导

（一）胰岛素

胰岛素治疗是模拟正常人胰岛素分泌特点进行给药。人进餐时开始分泌的胰岛素叫作"餐时胰岛素"，是专门针对因进餐引起的血糖升高。另外，在任何时刻体内都会有少量胰岛素分泌，叫作"基础胰岛素"。糖尿病就是因为胰岛素缺乏或者胰岛素作用效率明显下降造成的。因此，用胰岛素治疗的时候就设法让胰岛素制剂作用时间尽量模拟"基础胰岛素"或"餐时胰岛素"，这样就发展出了许多种胰岛素制剂。

1.胰岛素的分类

（1）超短效胰岛素：目前常用制剂包括门冬胰岛素和赖脯胰岛素。其特点是吸收速度快，起效迅速，作用持续时间短。所以它的作用主要是用来代替"餐时胰岛素"，能更加有效地控制餐后血糖。需要注意的是，用药 10 min 内必须进食，否则会出现低血糖。

（2）短效胰岛素：即一般常规胰岛素，属于目前最常用的剂型。其主要作用是用来代替"餐时胰岛素"，一般 30 min 内起效。作用持续时间大约 8 h，一服需要餐前 30 min 皮下注射。其缺点是餐前 30 min 用药不易把握，血糖波动较大。

（3）中效胰岛素：常见的制剂是低精蛋白锌胰岛素，用来替代"基础胰岛素"。中效胰岛素最常用于胰岛素强化治疗方案中的睡前给药，以控制空腹血糖。其缺点是有峰值而易于产生夜间低血糖,往往需要睡前加餐。

（4）长效胰岛素：常见制剂为精蛋白锌胰岛素，用于替代"基础胰岛素"。优点是使用方便，维持时间长，能减少注射次数，减少糖尿病患者注射胰岛素的痛苦。缺点是药效不稳定。国内使用的均为猪胰岛素制剂，目前应用较少。

（5）预混胰岛素：由超短效或短效胰岛素与中效胰岛素按一定比例预先混合而成，短效成分可快速降餐后血糖，中效部分缓慢持续释放，起到代替"基础胰岛素"的作用。优点是使用方便，注射次数相对较少。缺点则包括了短效和中效胰岛素的所有不足。而且，由于是预混，所以必须配合更为固定的生活方式，否则易出现低血糖。

2.胰岛素的使用

糖尿病是一种终身性疾病，不过正确使用胰岛素就可以让血糖得到良好的控制，所以很多糖尿病患者需要自己在家注射胰岛素。你会正确注射胰岛素吗？

（1）酒精消毒。注射前先洗手，然后用酒精湿润医用棉签，给注射部位消毒。一定要等到酒精彻底挥发之后再进行注射，以免影响药效。不可用碘酒消毒，碘会降低胰岛素的效果。

（2）胰岛素要注意混匀。所有外观混浊的胰岛素，如各种预混胰岛素，不管是瓶装还是预充笔型制剂，都需要在注射前通过翻转或水平滚动的方法进行充分混匀。混合后应立即注射，以防药物被污染或失效。

（3）注射器要充分排气。针尖朝上轻轻推动注射键，直到有一滴饱满的药液挂在针尖上。如果排气不充分，会导致注入药量不准，影响血糖达标。

（4）注射后，停留 10 s 再拔针。药液推完后停留 10 s 再拔出针头，以保证药液全部吸收。不管使用注射器还是胰岛素笔（图 7-8），注射后针头都应在皮下停留至少 10 s。这是因为所有的胰岛素注射液通过那么细的针头进入皮下都需要一定

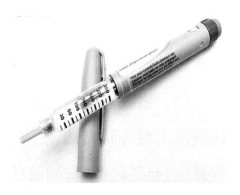

图 7-8　胰岛素笔

的时间。用完的针头要及时拔除废弃，不可二次使用。

（5）注射部位的选择与轮换。最适合胰岛素注射的部位是腹部、大腿外侧、上臂外侧和臀部。大多数患者选择腹部注射，方便且吸收均匀。

注射部位要轮换：每天注射要小轮换，两次注射点最好相距 1 cm；每周注射大轮换，如腹部、上臂、大腿等部位轮换，也可同一部位对称轮换，如左右侧腹部、左右上臂等。

（二）常用口服降糖药

针对糖尿病发病的各个环节，很多方便有效的药物只要应用得当，就能发挥其最大的优点和效果，维持血糖的稳定。常见药物见图 7-9。

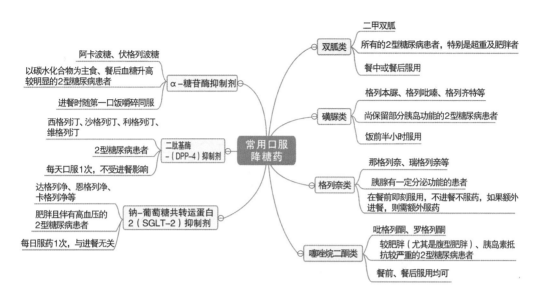

图 7-9　常见口服降糖药

三、用药原则

（1）目前运用于临床的口服降糖药有多种，其服药时间、漏服药物后的处理方法都不同，治疗方案一旦经医生拟定后，就应长期严格遵守。

（2）在常用的口服降糖药中，需在饭前服用的药物有磺酰脲类药物；为克服胃肠道反应，双胍类药物可在进餐时或饭后服用。否则，既达不到应有的降糖效果又可能造成低血糖的发生。

（3）如果偶尔漏服药物，应该考虑当时的具体情况，再酌情处理，一般应遵循两个原则：一是所服降糖药的类型；二是发现漏服的时间。例如，本应餐前服用的磺酰脲类药物，吃完饭才想起来药还没吃，此时可以抓紧补服，也可临时改服快速起效的降糖药；但如果已到了快吃下一顿饭的时候才想起来，这时肚子已空，如果补服或者和下一顿饭前的药物一起服用,有可能由于药物作用太强而引起低血糖。对于这种情况,轻度和中度血糖升高的患者,可以改用长效的口服降糖药,如格列齐特缓释片等。

(4)对于经常漏服降糖药的患者,建议服用缓释剂,这类药物1天只需要服1次,容易操作,有助于患者长期服用,而且降糖作用较平稳,还可以避免低血糖的发生。

四、长期使用降糖药需注意监测血糖变化

糖尿病患者一般需终身用药。那么,得了糖尿病,用上降糖药就万事大吉了吗? 当然不是。在患者病程的不同时期,医生会根据每个患者的临床特点,制定不同的降糖方案,在配合医生长期服药的同时,糖尿病患者还需要坚持监测自己的血糖变化,以便及时调整用药。

通过监测血糖,可以及时发现危险信号。吃上降糖药,患者依然要定期监测血糖,将血糖稳定地控制在目标范围内。如果血糖控制不理想,就要进一步寻找原因。

1. 饮食不控制

饮食控制是治疗所有类型糖尿病的基石。许多糖尿病患者用药的药物种类很多,量也足够,但血糖始终无法控制,究其原因,多是因为饮食控制不佳造成的(图7-10)。

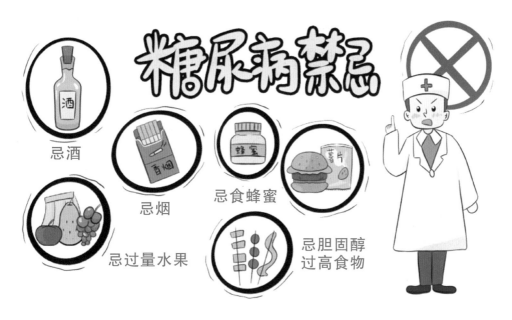

图 7-10　糖尿病禁忌

2. 药量不准

患者的病情轻重不一,血糖波动特点不同,需要的药物剂量也不相同。比如,有的人血糖明显升高,有的人血糖轻度升高,有的人以空腹血糖升高为主,有的人以餐后血糖升高为主。

3. 药没吃对

口服降糖药物种类繁多,药物机制各不相同,患者服用药物的时间和方法尤其需要注意。

4. 药物失效

如长期口服磺脲类药物的患者,随着病程的延长,其胰岛 B 细胞功能逐渐衰竭,药效降低,突出表现为血糖控制不佳。

所以,长使用降糖药的患者需要定期监测血糖,及时发现血糖控制不佳的原因,做出调整。当然,血糖并不是越低越好。一次严重的低血糖,可能抵消长期控糖带来的益处。如果出现头晕、心慌、出汗、面色苍白、饥饿感等,一定要警惕低血糖。

第五节 骨质疏松症用药指导

案例导读

　　张先生,82 岁,在家起身时摔了一跤。平日身体硬朗,这两年开始驼背,偶尔腰酸背痛,吃了孩子国外寄来的补钙营养品,效果不明显。医生通过和张先生交流,初步诊断为股骨颈骨折,建议做个双能 X 线检测,看看有没有骨质疏松。家人不解,老人营养跟得上,早上运动,中午晒太阳,也吃着补钙的营养品,怎么会骨质疏松呢? 大家真的了解骨质疏松吗?

　　据统计,全世界每 3 s 就发生一例骨质疏松性骨折,50 岁以后约 1/3 的女性和 1/5 的男性将会罹患一次骨折,而骨折后带来的各种并发症会严重降低老年人的生活质量及生存周期,因此,骨质疏松症一定要治疗。

一、老年人骨质疏松的原因

（1）性激素水平降低。性激素不足，导致骨头形成和骨头的分解过程受到破坏。

（2）钙的摄入量减少。很多老年人会忌口，对钙的摄入量太少，但身体里的钙却在不断地流失。

（3）维生素 D 不足。很多老年人户外活动次数少，使维生素 D 来源及转化不足。

（4）运动量减少。运动强度下降使骨骼所承受的应力减少，导致骨骼出现废用性疏松。

二、骨质疏松的危害

（1）骨质疏松症的表现主要为疼痛、身材变矮、骨折。严重骨痛可影响老年人的日常生活、饮食和睡眠等，常使患者生活无规律，牙齿过早脱落，茶饭不思，痛苦异常。

（2）骨折发生率高。骨质疏松症最常见的并发症是骨折，轻微外力即可导致骨折，如咳嗽可发生肋骨骨折。60 岁以上老年人骨质疏松并发骨折者高达 12%。轻者可使活动受限，重者须长期卧床，给社会和家人造成很大负担。

（3）老年人骨折可引发或加重心脑血管并发症，导致肺感染和压疮等多种并发症的发生，严重危害老年人的身体健康，甚至危及生命。

（4）骨质疏松的危害性还在于它常常是默默无声、悄悄地发生。多数人没有明显症状,而随着年龄增加,骨钙在不断流失,一旦出现症状,骨钙常常丢失达50%以上,短期治疗难以奏效。

三、骨质疏松的检测

目前,双能X线是诊断骨质疏松的"金标准"。该检测方法简单、快速,临床使用广泛,是世界公认的金标准。但受仪器设备及检验医生的影响,建议每次做检查时,选择同一家医院进行。

四、常用药物介绍

简单来讲,骨质疏松症是骨代谢异常造成的。所以,骨质疏松症的治疗并不是单纯补钙,而是综合治疗,包括提高骨量、增强骨强度和预防骨折等。也就是说,调整饮食、合理用药、坚持锻炼、做好防护,这些措施都要有。常用药物见图7-11。

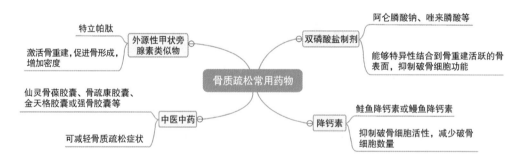

图 7-11 骨质疏松常用药物

五、用药指导

1. 维生素 D 的补充

骨骼健康不仅仅取决于钙摄入是否充足,还与磷、维生素 D、维生素 K 以及蛋白质等营养素有关。维生素 D 能促进钙的吸收,只是一味补钙,身体没法吸收也没有用的。

口服活性维生素 D 和钙剂可以增加肌肉力量和平衡能力、降低跌倒及骨质疏松骨折风险。60 岁及以上老年人因缺乏日照,以及摄入和吸收障碍,常有维生素 D 缺乏的现象,老年人群及老年骨质疏松症患者建议钙剂摄入量为每天 1000~1200 mg,维生素 D 摄入量为每天 800~1200 国际单位。

2. 常用钙的选择

(1)柠檬酸钙:作为食品强化剂,吸收效果要比无机钙更好。可以用于多种食品的强化,包括婴儿配方食品、乳制品、运动饮料、谷物制品等。

(2)碳酸钙:含钙量最高的一种,虽不溶于水,但能在胃酸中溶解,且有良好的吸收率。现已成为剂型最多、应用最多的补钙剂。

(3)葡萄糖酸钙、乳酸钙:由于钙含量低,单纯制剂越来越少,多与其他钙盐一起制成复方制剂应用,如多种钙片、可口钙片等。

3. 补钙时需注意

钙剂一般是在食补没有达标的时候,作为补充剂来使用的。

骨质疏松症患者千万不要过分依赖于钙剂,而忽略了从日常饮食中获取钙。如果老年人没有喝牛奶的习惯,也不喜欢吃蔬菜和豆制品,可以考虑钙剂。

(1)单次钙摄入越多,吸收越低。钙剂推荐选择单片剂量小的,如单片是200~300 mg。因为单次钙摄入的量越大,吸收比例越低,少量多次补效果更好。补钙的时间推荐吃饭时或吃饭后。中老年朋友们在吃完晚饭后可以回想一下当天的饮食,如果没有喝牛奶,没有怎么吃豆制品、绿叶菜,可以补充钙剂。如果食物补充足够,钙剂完全可以不用吃。

(2)液体钙不一定比钙片好吸收。市面上的钙产品,无论是碳酸钙、磷酸氢钙还是乳酸钙,也无论是液体还是固体,吸收效果都差不多,补够量才是最关键的。这里值得注意的是,每天推荐的补充量,指的是钙元素的量,而钙片的量并不等同于钙元素的量,比如1 g碳酸钙中约含有400 mg钙元素。补充之前要看清楚量,并且要计算好自己需要的量(表7-5)。

表7-5　常用钙剂的含钙量

代表药物	钙含量	补1000 mg钙需服用的剂量
碳酸钙	40%	2.5 g
氯化钙	27%	3.7 g
磷酸氢钙	23%	4.3 g
乳酸钙	13%	7.7 g
葡萄糖酸钙	9%	11.0 g

（3）吃钙片不会导致结石。结石的形成,多是因为自身代谢出了问题,而不是因为补充了钙剂。胆结石主要成分是胆固醇或胆色素,与钙并没有多大关系,所以吃钙片不会导致胆结石。

（4）喝骨头汤不能防治骨质疏松。实验证明,同样是一碗的量,牛奶中所含的钙要远远高于骨头汤。实际上,骨头汤里溶解了大量脂肪,老年人经常吃,对防治心脑血管疾病非常不利,还可能引起其他健康问题。

4.食物是补钙的最佳选择

均衡饮食尤其是保证奶量是补钙的最佳途径。中国营养学会推荐的成年人钙摄入量是每天 800 mg,50 岁以上每天至少要 1000 mg。只要每天喝点牛奶,吃够大豆制品和绿叶蔬菜,是可以满足的。

（1）牛奶中钙的吸收利用率高。牛奶中含有丰富的钙,同时牛奶含有的乳糖、维生素 D 还可促进钙吸收,因此,牛奶里钙的吸收利用率很高。普通成年人每天推荐牛奶的摄入量为 300 ml,相当于 1 袋纯牛奶加 1 盒无糖酸奶。50 岁以上中老年人每天推荐的牛奶摄入量为 500 ml,相当于 2 袋纯牛奶。如果有乳糖不耐受,可选零乳糖牛奶或酸奶。

（2）每天吃 50~100 g 豆腐。除了奶和奶制品之外,豆腐、豆腐干、豆皮等大豆制品也是钙和蛋白质的良好来源,比如 100 g 北豆腐、豆腐干的钙含量分别为 138 mg、308 mg。但要注意,豆浆、嫩豆腐、腐竹等含钙量相对较少。

（3）每天要吃 500 g 蔬菜。绿叶蔬菜的钙含量较高,比如 100 g

芥蓝、小油菜的钙含量分别高达 121 mg 和 153 mg。建议每人每天都能吃够 500 g 蔬菜,其中绿叶菜最好能占到一半。需要注意的是,有些蔬菜中含有的草酸会影响钙的吸收,所以在烹调时最好用沸水焯一下去除大部分草酸,比如菠菜、苋菜等。焯水时保证水开后再焯,焯水时间 10~15 s,既可以去草酸又能最大限度减少营养素的损失。

第六节　痛风用药指导

案例导读

某天,老张和老王一起吃饭。老王突然脚趾疼痛难忍,发现大脚趾局部关节又红又肿。老张赶紧拉着老王去了医院。医生做完检查,诊断为痛风急性发作。建议药物治疗,同时注意休息,控制饮食,暂时不能食用啤酒和海鲜等食物。老王怎么就突然痛风急性发作了?痛风有哪些需要注意的呢?

高尿酸血症是痛风发生的基础。尿酸是人体内的一种代谢产物,是从嘌呤转化而来的。健康的成年人,1 L 体液中最多只能容纳 380 μmol 的尿酸,再多了尿酸就会饱和析出。当血液中尿酸含量超出正常上限,无论有没有关节或肾脏的损害,都称为高尿酸血症。高尿酸血症是痛风发生的基础,有 10%~20% 的高尿酸血症会发展为痛风(图 7-12)。

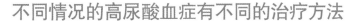

不同情况的高尿酸血症有不同的治疗方法

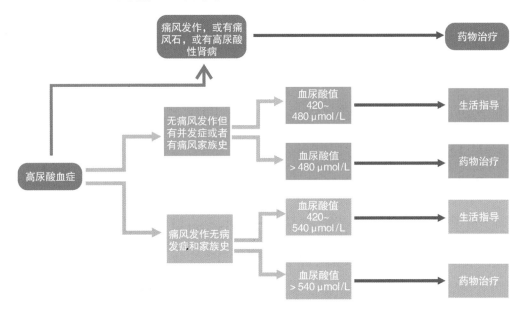

图 7-12　高尿酸血症的不同治疗方法

一、痛风征兆

一般情况下,痛风最开始影响的是大脚趾,也会表现在脚背、脚踝、脚后跟、膝盖、手腕、手指和肘部。早发现、早治疗,可以最大限度控制病情的发展。

1.血尿酸值升高

在与痛风相关的所有症状中,血尿酸值升高是痛风最直接的表现。但是有些人虽然血尿酸值明显升高,身体却没有任何不适,所以很容易忽略,长期的高尿酸会发展为痛风。建议每年都要检查血尿酸值,如果有升高的情况,要及时调整生活方式,并咨询医生。

2.脚趾疼痛

大脚趾和周围区域的疼痛是痛风最开始的表现,因为表现得不明显而经常被忽略。脚趾疼痛是由关节和骨周围的尿酸结晶积聚引起的,表现为肿胀和发红。当脚部的疼痛很明显时,病情往往已经比较严重了。

3.关节区域的皮肤变紫或非常红

如果发现关节区域的皮肤出现明显的红紫,可以先回忆一下有没有磕碰过。如果没有,就要考虑去医院接受检查。

4.运动时受限并出现关节疼

痛风几乎可以影响身体的所有关节,在运动的时候,沉积的尿酸结晶会使患者的关节活动受到限制。所以,当发现自己原本可以抬高的膝盖,忽然抬不起来的时候,就要考虑是不是痛风引起的,须及时就医。

5.皮肤瘙痒和剥落

当尿酸结晶积聚在关节中形成痛风石时,在皮肤下面和周围就会形成肿块。而当体内尿酸水平下降时,肿块变小,关节周围的皮肤会出现瘙痒和剥落的现象。当出现类似症状时,应第一时间到医院确诊,同时要尽可能保持关节周围皮肤的湿润,防止皮肤开裂,并帮助减轻皮肤瘙痒和剥落。

二、常用药介绍

治疗痛风的药物主要有三大类。一类是抑制尿酸合成的药物,如别嘌醇、非布司他等;一类是促进肾脏排血尿酸的药物,如苯溴马隆、丙磺舒等;还有一类是消炎止痛药,如秋水仙碱、糖皮质激素、非甾体抗炎药等(图7-13)。

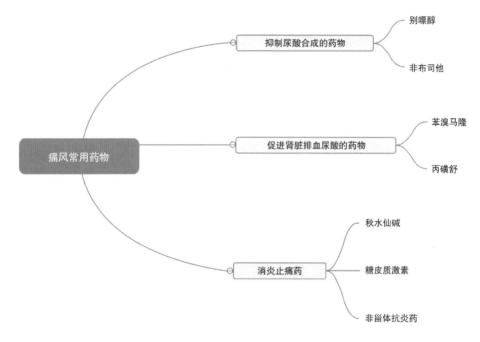

图 7-13　痛风常用药物

三、用药指导

秋水仙碱由于价格低,止痛效果好,深受广大痛风患者的喜爱。但是秋水仙碱在使用过程中会出现很大的副作用,要正确使用。

1. 秋水仙碱的作用是止痛,不降尿酸

秋水仙碱是痛风急性发作时的止痛药,没有降尿酸的作用。秋水仙碱的特效还具有诊断意义,怀疑自己是痛风的患者,吃了秋水仙碱以后不疼了,可以作为诊断痛风的标准之一。秋水仙碱在服用 3 天以后,止痛效果会明显下降,在痛风的治疗上,不建议长期服用秋水仙碱,应选择降尿酸药物。

2. 小剂量服用才安全

小剂量秋水仙碱与大剂量秋水仙碱疗效相当,且更安全。目前最新的推荐用法是:刚开始先服 1 mg,1 h 后再服 0.5 mg,12 h 后开始规则用药,每天 2~3 片。慢性痛风患者可以在使用降尿酸药物的基础上,每天口服 0.5~1 mg 秋水仙碱。

3. 秋水仙碱可以减少痛风发作频率

开始降尿酸治疗后,急性痛风发作频率增高,这个时候,如果低剂量口服秋水仙碱,可以大大减少痛风的急性发作概率,减轻患者的痛苦。

4. 痛风发作前服用效果好

痛风发作前通常会有一些征兆。比如发作前一天,脚的大拇趾会出现痒胀、刺痛等。当痛风患者在有发作预感时就吃 1 片秋水仙碱,可以有效预防痛风发作。如果没能在发作前用药,此时不宜单用秋水仙碱,建议同时合并使用布洛芬、依托考昔等非甾体类抗炎药。如果痛风发作已超过 48 h,则不再推荐使用秋水仙碱。

5. 超过70岁,用量要减半

痛风是由肝脏生成的尿酸增多,肾脏排泄不良造成的,而秋水仙碱的毒性对于本身肝脏和肾脏功能就弱的老年患者来说特别危险。年龄超过70岁的痛风患者,在服用秋水仙碱时,会出现血药浓度增高,药物毒性变大的情况。为了消除这种影响,年龄超过70岁的老年患者,用量应减半。

6. 什么时候可以停服秋水仙碱

对使用秋水仙碱预防痛风复发的患者来说,当血尿酸值已达标,并且连续3~6个月没有发作,可考虑停药。秋水仙碱的预防性使用,也必须听从医嘱。

7. 避免和以下几种药物合用

服用秋水仙碱的过程中,要注意避免与以下药物合用,如阿托伐他汀、辛伐他汀、普伐他汀、克拉霉素、红霉素、环孢霉素、维拉帕米等。上述药物和秋水仙碱同时使用,会导致秋水仙碱在肝脏代谢减慢,导致血药浓度升高,从而增加药物中毒的风险。

四、药物使用需注意

药物治疗痛风的作用主要包括:迅速终止发作,防止复发;纠正高尿酸血症,使尿酸保持在正常水平;防止尿酸结石形成与肾功能损害等。

1. 通风间歇期是降尿酸的好时期

痛风没发作或没有症状时,称为痛风间歇期,这是治疗痛风的最佳时期。这个时期患者虽然没有痛风发作，但其血尿酸值如果一直居高不下的话，就很有可能在某一天再次发作，同时也会增加患尿路结石和肾功能障碍的风险。所以，如果尿酸高，即使关节不痛，也需要及时服用抑制尿酸合成或促进尿酸排泄类的药物，使体内血尿酸水平达到正常标准。

2. 及时进行药物干预

对急性痛风关节炎频繁发作（>2 次/年），有慢性痛风关节炎或痛风石的患者来说，推荐进行降尿酸治疗。降尿酸治疗的目标是预防痛风关节炎的急性复发和痛风石的形成，帮助痛风石溶解。痛风首次发作时年龄<40 岁，血尿酸值>480 μmol/L 也是药物治疗的指症。

3. 慎用消炎止痛药治疗痛风

为了减轻痛风患者的疼痛，医生常常会使用一些非甾体抗炎药（如布洛芬）。但长期使用反而掩盖了症状，耽误疾病的最佳治疗时机，进而导致一系列的危害。

4. 滥用药副作用不可逆

有人认为，尿酸降得越快越好，所以会在痛风急性发作的时候加大药物剂量。但这样，尿酸突然降低，会使尿酸结晶重新溶解，再次诱发并加重关节炎症状。还有一些患者因为痛风药的副作用，而擅自减药或停药更是不可取。对于多数治疗痛风的药物来说，严重的副作用发生率其实非常低，而且多数副作用是可逆的。但长期的高尿酸会对患者的肾脏、心脑血管等重要器官造成不可逆转的慢性损伤。痛风患者切不可擅自用药,一定要去正规医院寻求医生的帮助。

五、生活饮食需注意

在使用药物治疗痛风的同时,要积极配合饮食治疗,坚持"四低",即低嘌呤、低热量、低脂肪、低盐。

多吃蔬菜,每餐不少于 200 g;每天饮用 2000 ml 以上的水,促进排尿;苏打水降尿酸的效果较好,可在痛风发作期饮用;冬天注意保暖,夏天也要防寒。

第七节 居家常备药用药指导

居家常备药也要合理使用,避开误区,减少药物带来的不良反应。

一、感冒常用药

日常生活中感冒多为病毒引起,有普通感冒、流行性感冒之分。而我们熟悉的抗生素对病毒是无效的,滥用抗生素可能会延误病情,同时增加细菌的耐药性。

1. 感冒的类型

中医将感冒分为风寒型、风热型、暑热型三种。

（1）风寒型感冒宜宣肺散寒、辛温解表，可用感冒清热冲剂、柴胡颗粒等。

（2）风热型感冒宜宣肺清热、辛凉解表，可用银翘解毒丸、桑菊感冒片等。

（3）暑热型感冒宜清热祛暑、清气分热，可用藿香正气等。

2.使用感冒药的原则

（1）老年人用药剂量需注意，适量减少，不可擅自增加，用药时间不超过5天。

（2）长期用药注意不良反应，如肝脏损伤等。

（3）为减少胃肠道刺激性，建议餐后服用。

（4）不可同时服用多种药物，避免引起药物之间的相互作用。

3.常用药物成分分类

（1）对乙酰氨基酚（扑热息痛）：可退热，缓解头痛和肌肉酸痛。

（2）伪麻黄碱（氯苯那敏）：减轻鼻窦、鼻黏膜充血，解除鼻塞症状。

（3）扑尔敏：缓解感冒引起的打喷嚏、流鼻涕、流眼泪等过敏症状。

（4）右美沙芬：针对上呼吸道感染出现的咽痒、咳嗽等症状。

日常使用的感冒药多为复方制剂，切忌多药联用，避免某种成分过量使用引发不良反应。自行用药一周还不好，尽快就医治疗。

二、消化不良常用药

消化不良是中老年人日常常见问题,影响食物的消化吸收,引发腹痛腹胀等问题。

1. 消化不良的原因

(1)胃肠道平滑肌弹力减弱。老年人的机械性消化能力减弱,胃肠道功能也比较薄弱。饮食不均衡有时会使胃酸分泌过多,甚至出现胃溃疡等胃肠道损伤的情况。

(2)消化腺体分泌功能减低。老年人每日唾液的分泌量仅为年轻人的1/3,胃液的分泌量下降为年轻时的1/5,造成肠胃消化食物的能力大大下降。

(3)牙龈萎缩,咀嚼功能降低。老年人牙齿多已脱落,咀嚼发生困难,未被充分嚼碎的食物就被吞咽到胃中,加重了胃的负担。

2. 常用药物

(1)消化酶类。常用的有复方消化酶胶囊、复方阿嗪米特肠溶片、米曲菌胰酶片、复方胃蛋白酶颗粒、胰酶、乳酶生等。

(2)促进消化液分泌药。助消化药常用的有胰酶通肠溶胶囊;胃动力促进剂常用的有多潘立酮、西沙必利、枸橼酸莫沙必利等。

(3)胃肠道保护药。胃肠解痉剂代表药物有曲美布丁、匹维溴铵;肠功能保护剂主要有复方谷氨酰胺胶囊、铝碳酸镁片等。

(4)抑酸药。常用的有奥美拉唑片、雷贝拉唑、埃索美拉唑等。

三、口腔溃疡常用药

口腔溃疡又称为"口疮"（图7-14），是发生在口腔黏膜上的表浅性溃疡，可因刺激性食物引发疼痛。口腔溃疡诱因可能是局部创伤、精神紧张、食物、药物、激素水平改变及营养元素缺乏等。

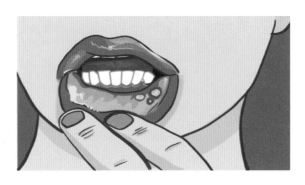

图7-14　口腔溃疡

1. 药物治疗

目前尚缺乏根治的特效方法，治疗原则是消除病因、增强体质、对症治疗，以减少复发次数，减轻疼痛，促进愈合。

常用中药制剂有：西瓜霜喷剂、锡类散、双料喉风散、口炎清、口腔炎喷雾剂等。

常用西药制剂有：局部抗菌药物，包括氯己定含漱液、金霉素药膏；局部皮质类固醇，包括氢化可的松或氟羟氢化泼尼松药膜、倍氯米松含漱液或喷雾剂等；局部止痛剂，包括利多卡因、苄达明含漱液或喷雾剂、局部麻醉凝胶；其他局部抗炎制剂，包括色甘酸钠止咳糖浆、双氯芬酸、阿司匹林含漱液等。全身治疗的西药有泼尼松龙、左旋咪唑等。

2.日常生活需注意

注意口腔卫生,避免损伤口腔黏膜,避免辛辣性和酸性食物以及局部刺激。保证充足睡眠,养成良好的生活习惯并注重营养的均衡性。

四、皮肤病常用药

由于免疫功能较差,老年人容易感染细菌或真菌,导致皮肤病,包括带状疱疹、湿疹、扁平苔癣等。这些皮肤病一旦发生,症状往往比较严重,有的甚至影响全身健康。

1.常用激素类药物分类

(1)超强效、强效:丙酸氯倍他索、卤米松、氯氟舒松、戊酸倍他米松、双醋二氟松、丙酸倍氯米松、糠酸莫米松、氟轻松等。用于掌跖、足后等皮肤较厚的部位。

(2)中效、弱效:醋酸甲泼尼松龙、醋酸地塞米松、曲安奈德、丁酸氢化可的松、丁酸氯倍他索、醋酸氢化可的松等。用于面部、腹股沟、腋窝、外阴等皮肤较薄部位。

2.常用药膏的分类

(1)金霉素软膏、红霉素软膏、莫比罗星软膏、氯霉素洗剂、氧氟沙星凝胶等。抗细菌感染,用于皮肤感染的治疗。

(2)益康唑、酮康唑、咪康唑、特比萘芬。抗真菌感染,用于各种癣的治疗。用药要足疗程,过程中不间断,否则会影响疗效,造成真菌耐药,导致病情反复发作。

(3)阿昔洛韦乳膏、喷昔洛韦乳膏。抗病毒感染,用于单纯疱疹或带状疱疹感染的辅助治疗。

(4)5-氟尿嘧啶软膏。可用于老年角化病的治疗。

(5)卡泊三醇软膏。可用于牛皮癣(银屑病)的治疗。

3. 用药需注意

癣、疱疹或皮肤细菌感染性炎症不能单独使用激素,会加重病情,带来严重后果。外用激素也和口服制剂一样有较多副作用,需要在专业医生的指导下使用。但合理应用可获益良多。

五、外伤常用药

对于外伤,如擦伤、碰伤等,在使用药物处理时,应注意以下问题,方可加速伤口愈合。

1. 酒精的使用

一般医用酒精的浓度为75%,浓度过高或过低的酒精都不适用于皮肤消毒。酒精的刺激性强,不能用于大面积的伤口,也不能用于黏膜部位。如果伤口污染不严重,可以先用生理盐水冲洗,然后用酒精以伤口为中心向皮肤四周擦洗;如果伤口污染严重,可以先用双氧水冲洗,再用生理盐水冲洗,然后再用酒精消毒。

2. 碘酒的使用

碘酒有强大的杀菌作用,常用于擦伤、挫伤、割伤等一般外伤的消毒。但要注意,碘酒的刺激性较大,可能引发伤口产生强烈的烧灼疼痛感。此外,碘酒也不能与红药水同时使用,两者会发生反应生成碘化汞,容易造成汞中毒。

3. 碘伏的使用

医用碘伏通常浓度较低(≤1%),呈浅棕色,也是一种常用的皮肤消毒剂。碘伏的功效与碘酒类似,可用于一般外伤的消毒。与碘酒、酒精相比,碘伏的刺激性小,可直接用于皮肤、口腔黏膜处的消毒。

4. 双氧水的使用

双氧水的主要成分是过氧化氢溶液。用于皮肤消毒的双氧水浓度较低(≤3%),可用来擦拭皮肤创伤面,起到清洁伤口和杀菌的作用。当皮肤出现伤口时,可以先用双氧水清洁伤口,再使用其他皮肤消毒剂。

5. 紫药水的使用

紫药水是由龙胆紫和水配成的溶液,杀菌力强,刺激性较小,曾是一种常用的皮肤消毒剂。但近年来,有研究认为,紫药水中的龙胆紫有潜在的致癌风险。因此,建议紫药水只能用于完整的、未破损的皮肤,不可涂抹于破损的皮肤伤口上,以免渗入体内,增加致癌风险。

6. 红花油的使用

红花油是一种中医外用药,有镇痛、抗炎、消肿的作用,常用于跌打扭伤导致的软组织挫伤和轻微烫伤，不能用于擦伤、割伤等有皮肤破损的外伤，也不能接触眼睛、口腔等里面的黏膜。使用时，倒几滴红花油在手掌上，轻轻揉搓双手，然后把手放在受伤处适当用力按摩。但要注意，损伤 24 h 内先冷敷之后再用，否则会加重伤情。

7. 红霉素软膏的使用

红霉素是一种常用的外用抗生素，价格便宜，用途也非常广泛。对于化脓性的皮肤感染，可以把药膏薄薄涂抹于患处。对于轻微的挫伤、划伤，可以先将患处清洗消毒，再涂抹上适量药膏。对于小面积的烧伤、烫伤，可以先用冷水冲洗一下伤口再涂抹药膏。但要注意，红霉素软膏使用不宜超过 1 周。

8. 云南白药气雾剂的使用

云南白药气雾剂（图 7-15）包括两支气雾剂，一支是保险液，一支是药液，对于扭伤、肌肉拉伤等，可以先喷保险液，缓解疼痛感，再喷药液。对于有皮肤破损、出血的伤口，不建议用云南白药气雾剂，可以用云南白药粉外敷，起到止血止痛和消炎的作用。

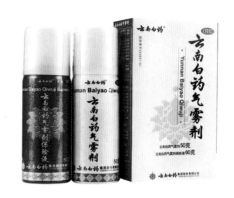

图 7-15 云南白药气雾剂

六、眼部常用药

对于眼疾,眼药水有直接、快捷的治疗作用。

1.眼药分类及注意事项

(1)治疗白内障类:卡他林(白内停)、吡诺克辛、法可来辛、谷胱甘肽、牛磺酸、维生素 E、珍珠明目、麝珠明目等。老年人或早期白内障患者可以用,可能起到延缓病情加重的作用,但手术是目前治疗白内障的主要方法。

(2)治疗青光眼类:毛果芸香碱、地匹福林、噻吗洛尔、肾上腺素、倍他洛尔等。这类药物的专业性很强,错用、滥用后果很严重,应严格遵从医嘱用药,使用后如有不适,需及时就医。

(3)抗细菌药物:氧氟沙星、左氧氟沙星、氯霉素、利福平、红霉素等。主要适用于眼表的细菌感染性炎症,即大家通常认为的"结膜炎"。这类药是大家平时自行使用最多的眼药,也能缓解眼部瘙痒等不适,但是经常不规范使用会破坏眼睛的菌种生态。

(4)抗真菌药物:那他霉素、两性霉素、大扶康(氟康唑)等。这类药物对真菌性眼部感染才有治疗作用,一定要明确眼部感染是真菌引起的才能用。

(5)激素:可的松、氟美松、妥布霉素、地塞米松等。主要用于过敏性炎症、非感染性炎症,外伤、手术后反应性炎症,也可以用于近视眼手术后。滴这类药一定要慎重,使用时间长会引起青光眼,甚至造成永久性视力损伤。

（6）抗病毒药物：病毒唑（利巴韦林）、羟苄唑、环胞苷（安息他滨）等。适用于单纯疱疹性角膜炎或流行性出血性角膜炎等病症。

（7）非激素类消炎药：如氟比洛芬钠、双氯灭痛等。与激素的作用相似，主要用于非感染性炎症。

（8）其他：硫酸锌、人工泪液、色甘酸钠等。主要用于减轻视力疲劳、缓解眼干等的治疗。

2. 使用眼药正确步骤

（1）洗净双手，用手指轻轻下拉下眼皮。

（2）头后仰，或平躺，将眼药滴入扒开的下眼皮和眼球之间的沟内。

（3）滴入眼药后，闭上眼睛至少 5 min，不要眨眼，并用手指按住内眼角 2 min 左右，以减慢药液流入鼻腔。

（4）若同时使用两种及以上眼药，两者之间间隔不少于 5 min，先滴眼药，后挤眼膏。

（5）在睁开眼睛之前，用干净纸巾，将流出的眼药擦净。

（6）滴完后清洗双手。

七、消炎止痛常用药

随着年龄的增加，随之而来的疼痛部位和频率也在增加，消炎止痛药是头痛、关节痛等患者的首选药物。

1. 药物分类及选择

非甾体抗炎药是临床常用的止痛消炎药，这类药常用的有阿司匹林、对乙酰氨基酚、吲哚美辛、双氯芬酸、美洛昔康、塞来昔布等。

非选择性非甾体类抗炎药有阿司匹林、对乙酰氨基酚、布洛芬、萘普生、吲哚美辛、双氯芬酸等,有胃肠道损伤的老年患者应避免选择此类药物;选择性非甾体类抗炎药有塞来昔布、依托考昔、美洛昔康等,有心血管疾病的老年患者慎用此类药物。

2.用药期间注意事项

(1)不宜多药合用。大部分止痛消炎药经肝脏和肾脏排泄代谢,同时服用多种止痛消炎药易加重肝肾的负担,可能诱发肝肾功能衰竭。

(2)不滥用药。在对病因判断不清的情况下,不可以过早服用止痛药,否则会影响医生诊断,延误病情。比如腹痛,病因非常复杂,可能是胃癌引起的疼痛,或是阑尾炎引起的疼痛等。因此,患者不能盲目使用止痛药,应及时就医找出病因。

(3)用药期间禁止饮酒。在使用阿司匹林、扑热息痛和布洛芬等药物期间饮酒,可加重药物的不良反应,如胃黏膜损伤,严重时甚至会出现胃出血。部分人酒后服用对乙酰氨基酚,可增加药物对肝脏的毒性。

(4)多病用药时需谨慎。止痛消炎药可与多种慢性疾病类药物产生药物相互作用。老年人易患高血压、糖尿病、高脂血症、哮喘等慢性疾病,使用止痛药时应咨询药师。例如,糖尿病的神经疼痛一般不建议服用非甾体抗炎药止痛;哮喘患者慎用阿司匹林等。

八、抗过敏常用药

日常生活中过敏原众多,时常会发生过敏反应,选择正确的抗过敏药,提高疗效的同时,还能减少不良反应的发生。

需注意,连续用一种抗过敏药不得超过 1 个月,如需继续使用,应考虑更换类型。

1.抗组胺药

(1)第一代:扑尔敏、苯海拉明等。有明显的镇静作用和中枢神经不良反应及抗胆碱作用。能引起口干、便秘、视力模糊等,一般不建议老人使用。

(2)第二代:西替利嗪、氯雷他定、咪唑斯汀等。副作用较少,但与酮康唑、伊曲康唑、红霉素合用时会加重不良反应,应避免同时使用。有严重肝功能损害或潜在心血管疾病患者也应慎用此类药物。

(3)第三代:地氯雷他定、左西替利嗪、非索非那定等。推荐中老年患者使用此类副作用较小的药物。

2.过敏介质阻滞剂

此类药有色甘酸钠、色羟丙钠、酮替芬等。主要治疗过敏性鼻炎、支气管哮喘、溃疡性结肠炎以及过敏性皮炎等。

3.钙剂

葡萄糖酸钙等。通过增加毛细血管致密度,降低通透性,从而减少渗出,减轻或缓解过敏症状。常用于治疗荨麻疹、湿疹、接触性皮炎、血清病等。

4. 糖皮质激素

泼尼松、地塞米松等。对各型过敏反应均有效,但主要用于顽固外源性过敏反应、自身免疫病和器官移植等。

5. 其他

维生素 C 等。帮助人们清除自由基,保护免疫系统。

参考文献

［1］黄原娟. 灵验老偏方［M］. 天津：天津科学技术出版社，2021.

［2］冯丽华，史铁英. 内科护理［M］. 北京：人民卫生出版社，2018.

［3］张金沙. 营养与膳食［M］. 北京：人民卫生出版社，2020.

［4］董建栋，崔剑平. 中医护理［M］. 北京：人民卫生出版社，2019.

［5］梁才，李伟亚. 饮食营养及生活保健［M］. 郑州：郑州大学出版社，2017.

［6］董文哲，吴国忠. 老年人合理用药［M］. 上海：复旦大学出版社，2015.

［7］鲁翔. 中老年人这样用药［M］. 南京：江苏凤凰科学技术出版社，2021.